Live Better **Yoga**

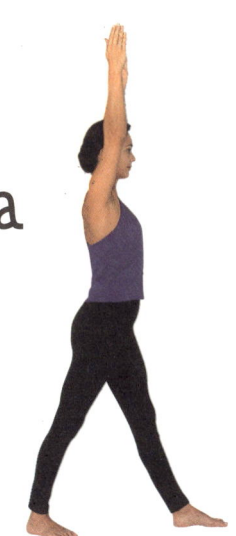

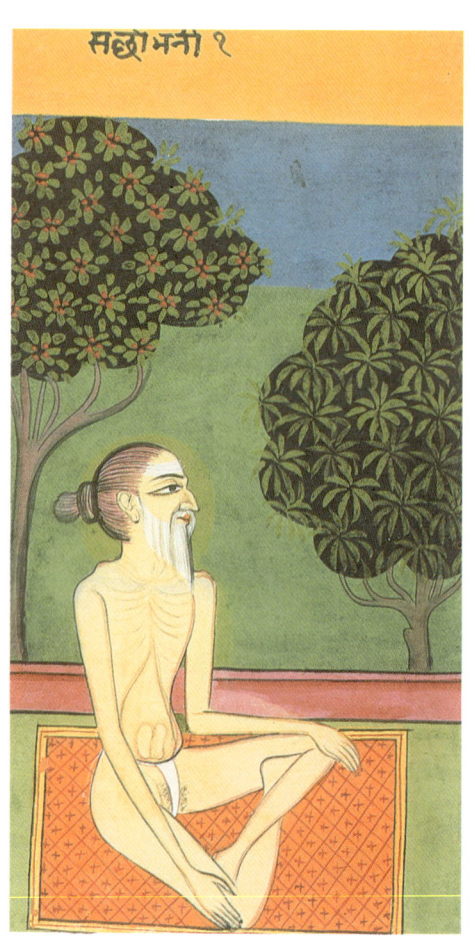

Live Better

Basic & Easy ヨーガ

誰にでもできる、自然能力を引き出し
健康で幸福なライフスタイルを実現する

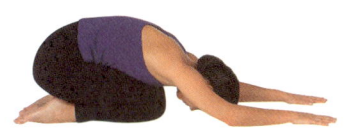

タラ・フレーザー 著
田嶋 怜 訳

Live Better: Yoga
Tara Fraser

For David, Marion, Nina and Guy, with love.

First published in the United Kingdom
and Ireland in 2002 by
Duncan Baird Publishers Ltd

Conceived, created and designed by
Duncan Baird Publishers Ltd

Copyright © Duncan Baird Publishers 2002
Text copyright © Tara Fraser 2002
Commissioned artwork copyright © Duncan Baird Publishers 2002
Commissioned photography copyright © Duncan Baird Publishers 2002
For copyright of other photographs see p.128 which is to be regarded as an extension of this copyright.

The right of Tara Fraser to be identified as the Author of this text has been asserted in accordance with the Copyright, Designs and Patents Act of 1988.

All rights reserved. No part of this book may be reproduced or transmitted in any form or by any means, electronic or mechanical, including photocopying, recording, or by any information storage or retrieval system now known or hereafter invented without the prior permission in writing of the Publisher.

出版社注記
健康上特に何らかの問題や特別の症状を抱えている場合は、本書で提案するアドバイスや実践に従う前に、実行可能か否かを主治医にご相談することをお薦めします。本書で提案したエクササイズの実行後、あるいは本書で説明や解説をした療法の活用後にケガやダメージを被ることがあっても、出版社、著者および写真家のいずれも、何ら責任を負うものではありません。

写真クレジット
出版社から、作品使用の許可をいただきました以下の方々とフォトライブラリーに感謝の意を述べさせていただきます。細心の注意を払って版権所有者を確認いたしましたが、不備がありましたらお詫び申し上げます。お知らせ下さいましたら次の版で訂正いたします。

Page 2 AKG; **14** Photonica/Jun Kishimoto; **31** Bruce Coleman Collection; **50** Stone/Getty One; **64** Photonica/Shinzo Hirai; **67** Stone/Getty Images; **80** Corbis/Mike Zens; **100** Bruce Coleman Collection; **103** Ray Massey Photography; **107** FPG/Getty Images; **114** Stone/Getty Images; **121** Waitrose Food Illustrated/Fleur Olby; **125** Bruce Coleman Collection

著者からの謝辞
I would like to thank Anna Roseveare for her unfailing support and enthusiasm.

出版社からの謝辞
Model: Suzy Barton
Make-up artist: Lizzie Lawson

Tara Fraser can be contacted at her yoga school: Yoga Junction at The Whittington Park Community Centre Yerbury Road London N19 4RS 020 7263 3113
www.yogajunction.com

目次

はじめに 6

第1章：ヨーガのノウハウ 8

ヨーガとは何か？ 10 ●ヨーガを実践する10の素晴らしい理由 12 ●インスピレーション 14 ●自分に最良のヨーガのスタイルは？ 16 ●五体——心、からだ、魂を結びつけるもの 18 ●ヨーガの実用性 20 ●ポーズの実践法 22 ●呼吸の実践法 24 ●ムドラーの実践法 25 ●瞑想の実践法 26 ●からだのエネルギーセンター 28 ●インスピレーション 30

第2章：ヨーガのエネルギー 32

ヨーガのもたらすエネルギー 34 ●山のポーズのヴァリエーション 36 ●ミニ・太陽礼拝のポーズ 38 ●英雄のポーズ 40 ●エネルギー・ムドラー 42 ●三角のポーズ 44 ●力のポーズ 46 ●完全なヨーガの呼吸とウジャーイ 48 ●インスピレーション 50 ●猫—犬—白鳥の連続ポーズ 52 ●コブラのヴァリエーション 54 ●脚を上げるポーズ 56 ●交互に行う鼻呼吸 58 ●ひねりのポーズ 60 ●橋のポーズ 62 ●瞑想：内面の強化 64 ●インスピレーション 66

第3章：ヨーガのリラクゼーション 68

ヨーガのもたらす平安 70 ●智恵の錠と知識の錠 72 ●リラクゼーションのポーズ 74 ●前屈のポーズ 76 ●楽な前屈のポーズ 78 ●ハミングするハナバチの呼吸 80 ●ひざまずいて行う―猫―白鳥の連続ポーズ 82 ●スクワットのポーズ 84 ●内面の調和・ムドラー 86 ●頭を膝につけるポーズ 88 ●二つの優しいひねりのポーズ 90 ●橋のポーズ/膝を胸につけるポーズ 92 ●眠りと目覚め 94 ●ヨーガの眠り 96 ●リラックスする呼吸の連続ポーズ 98 ●瞑想：内面の調和 100 ●インスピレーション 102

第4章：ヨーガのある暮らし 104

日常世界にヨーガを活用する 106 ●ヤマ 108 ●ニヤマ 110 ●インスピレーション 114 ●アーユルヴェーダとドーシャのタイプ 116 ●ドーシャのタイプの決定 118 ●食べ物のリスト 120 ●ポーズのリスト 122 ●インスピレーション 124

はじめに

　私はヨーガの教師として、週1回のレッスンで多くの人がヨーガから大きなメリットを得る様子を目の当たりにしています——ポーズが改善され、呼吸は深くゆったりしたものになり、身体はさらに楽になります。その一方、人生の最も厳しい状況にあって、あらゆることがストレスと闘う状態に押し流されているようなときには、ヨーガは実行しようと思うもののなかでも、おそらく最後尾に置かれるものだということも、私は知っています。ですが、そんなときこそ、まさにヨーガが最も助けになる時なのです。

　本書では、ヨーガを日常生活の一部にするために、ヨーガを始めるに当たって必要なことをすべてご紹介しています：ヨーガの背景に関する簡素な情報；ヨーガにトライするためのいくつかの簡潔なポーズ、呼吸と瞑想のエクササイズ；さらに、励ましになる選び抜いた引用句などを紹介しています。毎日、二、三のポーズを実践すると、首や肩のこりがほぐれ、腰の痛みがやわらいで、自分の体がリフレッシュして再び楽になった感じがします。仕事から帰って、簡単なリラクゼーションのエクササイズを行うと、仕事上の心配事を家庭生活に持ち込まずに済むでしょう。就寝前に静かな瞑想に費やす数分は、眠りの質を改善してくれます。こうした実

はじめに

践は、独習しても難しいものではありません。一度トライして、その良さを体験すると、ヨーガがなくてどうやって毎日を切り抜けられるのかと思うはずです!

　最も大切なことは、ヨーガは単にポーズを実践するためだけにあるのではないということです：ヨーガは、ものみなすべての暮らしをより良くするための実用的な方法なのです。本書でご紹介しているポーズを行うのには体が硬過ぎる場合、また、体調が思わしくないときは、第三章の呼吸と瞑想のエクササイズにトライして下さい。さもなければ、第四章でお勧めしているように食事を変えると良いでしょう。そうしたアドバイスのすべてがヨーガの一部です。そしてそれが、暮らしに対するより積極的な姿勢を持つこと、心身に調和とバランスをもたらすことに役立ちます。

　本書で皆さまがご覧になるエクササイズは、私自身の毎日の実践から発展したものです。特に難しいもの、厳しいもの、あるいは運動神経を要求するエクササイズではありません。私が見い出したものは、ヨーガを通して暮らしをより良くするために必要なエクササイズです。私にお教え下さった方々に感謝申し上げて、それらを本書でご紹介いたしました。ヨーガを通して暮らしをより良くする助けになるような何かを、読者の皆さまがきっと見つけて下さると願っています。

第1章

ヨーガのノウハウ

　ヨーガは、それによって人が自己実現あるいは悟りに達することのできる手段として、2000年以上前に起源を発する古来の伝統です。ヨーガには、西洋では雑多なイメージがあります：一方では、神秘的で深遠なものとして見られています；他方では、単なるエクササイズのシステムとして見られています。実際には、ヨーガの技法は、心と感情さらに最終的には魂の健やかさをより良くするための道として、物理的な体の健康に始まります。ヨーガには、ポーズの実践と呼吸のエクササイズが含まれています。ポーズの実践と呼吸のエクササイズは、古来からのものであるにもかかわらず、現代人にぴったりのものです。というのは、ポーズと呼吸のエクササイズは、ストレスや緊張に対抗するための、バランスの取れた包括的なアプローチになるからです。

足の柔軟性を飛躍的に高めたいという理由で、あるいは、より大きな安寧の感覚に到達したいという理由から、あるいはまた、ある種の精神的な理解の探求を理由に、ヨーガを始めことになるかもしれません。ヨーガの修練をスタートする理由がどのようなものであっても、やがて、ヨーガが毎日の暮らしのなかで、大切な、しかも楽しいことの一部になっていることに気づくでしょう。

　この章では、ヨーガの起源と目標とするものを眺めていきます。ポーズ、呼吸、瞑想へのアプローチの仕方について、実際に役立つようにアドバイスしています。本書でご紹介しているエクササイズのどれを試みる場合でも、その前にこの章をお読み下さい——この章は、安全なポーズの取り方と、ヨーガの実践を最大限に活用する方法の理解に役立ちます。

ヨーガのノウハウ

ヨーガとは何か？

　ヨーガは、数千年前のヴェーダの文化の時代——紀元前2800年頃までさかのぼります。インドの哲学の伝統のひとつとして発展してきたヨーガは、代々の師や行者を通して進化を続けて来ました。結果として、ヨーガの多くのヴァリエーションが幾世紀を越えて発展することになりました。特別のヴァリエーションのひとつ、ハタ・ヨーガは、リラックスと健康を改善する手段として、西洋ではすさまじい人気を博しています。ハタ・ヨーガは、体のポーズ、瞑想の準備として心に焦点を集中する浄化の作法と、呼吸のエクササイズ、ラジャ（王宮の）・ヨーガと呼ばれるヨーガの方針を、組み合わせて活用しています。

　多くの人に、ヨーガという言葉は、穏やかな様子で蓮華座のポーズに座っている人のイメージを連想させます。しかし、ヨーガは、「結合」、あるいはもっと厳密に言えば、「心の糸を一堂に集めて結ぶこと」と翻訳可能なものです。事実、『ヨーガ・スートラ』（紀元前200〜紀元200）の著者であるパタンジャリは、ヨーガの定義をヨーガスグチッタ・ブリッティ・ニローダハ（yogasgcittavrttinirodhah）として伝えています。概要を翻訳すると、「ヨーガは、注意散漫になることなく、ある一点に心を集中できる能力である」となります。蓮華座のポーズについ

て述べているものではないのです！　ヨーガは体の訓練ですが、その一方で、体や呼吸を利用して自意識や心の清明さを向上させています。

　現代の西洋では、多くの人が自分の体のことで頭がいっぱいです。ですから、ヨーガを実践すれば──間違いなく、スタイルの良いより健康な体にあっという間になれる、というようなことに夢中になって、ヨーガの実践に飛びついたとしても驚くことではありません。しかし、ヨーガの素晴らしい──そして最も重要な──点は、そのメリットに、心をより穏やかに、より集中力のあるのにするということが含まれていることです。ヨーガの修練を始める時は、体のメリットだけに関心を持つかもしれません──体に得るメリットは素晴らしいモチベーションをもたらしてくれます！　しかし、まもなく、ヨーガのポーズが気持ちを高めて、心の状態を改善することにも気づくかもしれません。定期的に実践を重ねて数ヵ月経つと、暮らしに対するより明確な考え方を得たと実感することさえあるでしょう。そのようなことが起こったら、ヨーガの修練の別の段階に入ったことになります。その時こそ、体に対するいかなる執着も解き放って内省の旅を始める時です。ヨーガが暮らしに与えてくれる10項目の最も優れた理由を、続く2頁でお読み下さい。

ヨーガのノウハウ

ヨーガを実践する10の素晴らしい理由

1　ヨーガは、スポーツ選手や人気スター、あるいはスーパーモデルのためだけのものではありません。ヨーガはあらゆる人のためのものです：老いも若きも、男性も女性も、健康な人も病んだ人も、どんな状態にある人にも、個々の必要に応じて常に取り入れることが可能なものです。

2　暮らしのなかで幾多の難題に直面している場合でさえ、ヨーガの修練は簡単に始められます。しかも、ストレスの解消のように、直ぐに実感できるメリットを経験することになります。さらに、定期的にヨーガを実践をするようになると、ヨーガが新たな積極性と熱意を持って暮らすように促してくれます。

3　ヨーガは、安全です。もろもろのエクササイズのフォームが、心臓や筋肉、あるいは関節に、負担をかけるかもしれないような場合でも、適切に正しく(体の限界に注意して)行えば、ヨーガは、全く安全性に問題のないエクササイズのフォームです。

4　ヨーガは、特別な用具を必要としません。実践を楽にしてくれる小道具が少しありますが、ヨーガの実践に実際に必要なのは、ただひとつ、ヨーガを行う人、あなただけです。

ヨーガを実践する10の素晴らしい理由

5 ヨーガは、呼吸器系を調整しますが、それと共に、より十分に、より深く、より楽に呼吸することに役立ちます(そうすることで酸素の摂取量が増えます)。これは、言い換えると、体と心の健やかさを改善することになります。

6 ヨーガは、消化を助け、栄養の吸収や毒素の除去を促しながら、全身のシステムの効率をいっそう優れたものにします。

7 ヨーガは、眠りの質を改善します。目覚めると、リフレッシュしてバイタリティーがみなぎっているように感じられます。

8 ヨーガは、エネルギーをもたらし、緊張、ストレス、消極性などでエネルギーを浪費しないように、効率的にエネルギーを導く手助けになります。

9 ヨーガの技法の実践を通して、まぎれもなく体が落ち着いたという感覚を経験をします。それは、やがて、深い内的な安寧の状態に到達することをも促すものです。

10 ヨーガは、タノシイ! のです。

インスピレーション

プラーナーヤーマ[呼吸のコントロール]は、
吸息、呼気、呼吸の一時停止とを
規則正しく行うことである。
諸段階の長さと持続時間を観察することによって、
長いさりげない呼吸を行うことが可能である。

パタンジャリ

『ヨーガ・スートラ』(紀元前2000年〜西暦200年)

ポーズは、しっかりして
しなやかでなければならない。

パタンジャリ

『ヨーガ・スートラ』(紀元前2000年〜西暦200年)

ヨーガのノウハウ

自分に最良のヨーガのスタイルは？

　西洋で最も広く知られているヨーガのヴァリエーション、ハタ・ヨーガには、たくさんの異なる「支流」があります。そうした支流のそれぞれに明確な流儀があり、それぞれに異なる重視すべき点と、固有の特性とを備えています。しかし、あらゆるヨーガの流派は、全く同じ究極の目標――体と心の両面からの自己実現を掲げて、実践されています。

　実際問題として、どんなタイプの人か、どんなライフスタイルの人かによって、ある特定のヨーガの流派が他のヨーガより自分に適切だと多分気づくはずです。実践のために流派を選ぶ際は、自分の直感と、信頼し尊敬しているヨーガの先生のアドバイスに従って下さい。以下に、ハタ・ヨーガで最も一般的にご案内している流派を少しだけ、簡潔にご紹介します。

アイアンガー・ヨーガ　二十世紀を代表する師の一人、B.K.S.アイアンガーによって構築された、体力的に厳しく、解剖学的には正しいヨーガの技法です。ポーズは、ポーズ以外のテクニック（呼吸など）が紹介される前に、ハイレベルまで教えられます。毛布やブロックになるもの、ベルトなどの小道具が、ポーズを取る際にそれぞれ必要に応じて利用されます。アイアンガー・ヨーガの実践は、ケガをしている人や病人にとって

素晴らしい治療になり得るものです。

アシュタンガ・ヴィンヤーサ・ヨーガ　連続ポーズがいくつかのシリーズになって構成されているヨーガの技法です。ポーズは、ひとつひとつが連続する流れを創るヴィンヤーサ（連結動作）によって、次のポーズと結ばれています。その「プライマリー・シリーズ」（初歩のシリーズ）は、体には厳しい実践ですが、絶えず活用するウジャーイの呼吸は、この実践を体内を深く浄化するものにして、体を温めます。

シヴァナンダ・ヨーガ　スヴァミ・シヴァナンダがこの技法を構築し、1950年代に西洋の多くの人々に紹介されました。魂の教え、詠唱、瞑想、呼吸法、飲食、その他のアドバイスが、ポーズの実践を補完しています。ポーズの種類は変更可能ですが、休息のポーズが、しばしば、それぞれのポーズのあとに指示されています。

ヴィニ・ヨーガ　この流派は、1960年代に、T.K.V.デシカシャールによって構築されました。基本的に、個人一人または数人のグループのどちらかで教えられるヴィニ・ヨーガは、ヨーガに治療に似たメリットを求めている人には理想的なものです。教える師は、学ぶ生徒個々の体質や気質に基づいて、ポーズや呼吸法、哲学、詠唱などを提唱しています。

ヨーガのノウハウ

五体――心、からだ、魂を結びつけるもの

　ヨーガの理論によると、体は、自己の単なる外側の「さや（覆(おお)い)」です。外見の物理的な体には、「神秘的な」体を構成している、それ以外の四つの相互に連結する層があります。物理的な体と神秘体は、ひとまとめにパンチャ-コーシャ(*panca-kosha*)あるいは「五蔵」として知られています：

1　アンナーマヤ・コーシャ(*Annamaya kosha*)――物理的な体、食物より成る蔵

2　プラーナマヤ・コーシャ(*Pranamaya kosha*)――エネルギーのシステム、生気より成る蔵

3　マーノマヤ・コーシャ(*Manomaya kosha*)――情報を処理し、基盤のレベルの作用を助ける心の部分、心から成る蔵；

4　ヴィジュニャーナマヤ・コーシャ(*Vijnanamaya kosha*)――理解する力のレベルをより高めることを可能にする心の一面、知性より成る蔵

5　アーナンダマヤ・コーシャ(*Ananadamaya kosha*)――宇宙の意識と私たちを結ぶ部分、歓喜より成る蔵。以上の五つの蔵です。

　私たちの多くは心と体と魂とが互いにバラバラに作用することはないという理想を享受したいと願っていますが、健康を増

五体――心、からだ、魂を結びつけるもの

進して心身と魂の連携を促すような、実際に有効な手段は、往々にして不足しています。ハタ・ヨーガの実践は――ポーズと呼吸を通して、人格の多元的な側面を結びつける方法になります。アーサナ(ポーズ)は、物理的な体を清潔にし、強化して浄化します；手足と、エネルギー体である生命維持に不可欠な臓器への、エネルギーの流れを改善します；また、いっそう優れた焦点、集中力、分析力を心にもたらすこともできます。

　ヨーガでは、プラーナは、私たちの内面にも私たちの周囲の外界にも存在する生命力に与えられた名前です。呼吸は、物理的な体と心との仲立ちになると言われています。プラーナーヤーマ(呼吸のコントロール)は、体内のプラーナ・気・の流れを左右します。ひたむきなアーサナの実践は、呼吸に変化をもたらし、プラーナーヤーマの実践では、巧みなレベルまで呼吸をコントロールできるようになります。呼吸の速さ、深さ、長さを、細心の注意を払って変えると、心のシンプルなレベル(マーノマヤ・コーシャ)と、それ以上に高いレベル(ヴィジュニャーナマヤ・コーシャ)に、深い効用を与えられます。アーサナとプラーナーヤーマを一緒に行うことは、歓喜より成る蔵(アーナンダマヤ・コーシャ)を実感することに役立ちます。また、それ故に、日常生活のなかで宇宙の意識と結びつくように促してくれます。

ヨーガのノウハウ

ヨーガの実用性

　ヨーガの実践に必要なものは、少々のスペースと少々の時間だけです。理想的には、ヨーガのマットを広げられるスペースと、実践のために約40分から1時間くらいの時間があればということです。しかし、ヨーガの実践は、その他の環境でも可能です：たとえば、腰痛の軽減にオフィスで行う穏やかなひねりのポーズや、山のポーズのように電車を待ちながら行う立位のポーズなどがあります。初めは、ただ、ヨーガを暮らしに合わせて取り入れるだけにすべきです。ヨーガの実践でメリットを感じ始めたら、ヨーガにもっと多くの時間を確保したいかどうかを決められるでしょう。以下は、ヨーガの実践に当たっての一般的なガイドラインです：

- 楽に動けるように、ゆったりした着やすい服を着用します。時計や宝石類は、はずします。
- 裸足になります──裸足は、足の裏に触れるものとの直接の接触の感覚をもたらし、足の筋肉を自由に動かせるようにします。
- しっかりした食事のあとは、実践を始めるまで少なくとも2、3時間空けます。実践に最も良い時間は、午前中の朝食の前です。
- ヨーガのマットは役に立ちますが、絶対なくてはならないもので

はありません。堅い床の衝撃を和らげるために、毛布を求めてもかまわないのです。ヨーガの教室に出席することは、確かにヨーガを学ぶ最も楽な方法です；しかし、自宅での実践は、教室で学んだヨーガの向上に役立ちます。

- ヨーガの教室に入会する場合は、好きな先生のいるクラスを選ぶようにすることです。冷淡な感じがしたり、意欲を失くすような気になる先生の教える教室に、嫌々きちんと出席することより、意欲的な気持ちになれるような先生の教える教室に、時たま出席するほうが、はるかに効果的です。
- 妊娠中や体調が思わしくないとき、あるいは体に障害がある場合は、必要に応じた実践を採択して教えられる先生を探します。
- 最後に、そして最も重要なことですが、ヨーガはケガをすると思われるようなものではないのです！　どんな実践でも、結果として、気分が悪いとか、疲れきってヘトヘトだとか、不安定な気持ちになったりしたら、何か誤った動作をしたか、その段階で行った実践が不適切なものだったかのどちらかです。自宅でも教室でも、ヨーガを実践している間は、絶えず、自分がどのように感じるかを注意深く観察し、気を配ることが必要です。「こと細かなこと」に注意して、ほんのかすかに感じが異なる、どんな変化も意識します。自分のヨーガに、全面的に「立ち会う」ことです。

ヨーガのノウハウ

ポーズの実践法

　ヨーガのポーズは、体を綺麗にして整え、浄化するために考案されています。同様に、心と、注意散漫になることなくプラーナーヤーマと瞑想を行う力に影響を及ぼすものです。ポーズの実践には、健康面でもたくさんのメリットがあります：柔軟性、持久力、体力やバランスの向上；神経系や内分泌系、内臓の機能の改善；さらに、呼吸の質を豊かにすることなどです。加えて、はるかに大きな、焦点への集中、集中力、清明な透明さを、心にもたらします。

　そうしたメリットを得るために、ポーズは、注意深く無理なく行われなければならないものです。本書の第二章と第三章のポーズは、それぞれ約30分ほどで行われる、二つの完璧な実践になっています。第二章は主に、伸ばす、開く、持ち上げるポーズです。いっそうエネルギッシュになったと実感できるように促してくれます。第三章のポーズは主に、閉じる、体を折る、下を向いて腰を曲げるポーズで、内省とリラクゼーションを促します――ストレスや緊張感に悩まされている場合には理想的なものです（しかし、落ち込んで意気消沈しているような場合は避けて下さい）。ご紹介したヨーガあるいは他のヨーガのポーズを実践する時は、次のヒントを守るようにして下さい：

ポーズの実践法

- 自分の気持ちとエネルギーのレベルにふさわしいと思われるポーズを選びます。毎回、穏やかなポーズの実践から始めて、より力強いポーズに徐々にポーズのレベルを上げていきます。
- ポーズの最初から最後まで、一様にゆっくり鼻で呼吸をします。通例では、息を吸う時は、体を持ち上げ、伸ばし、広げるようにします；息を吐くことを活用して、安定やバランス、楽な感じを実感するようにします。
- 絶対にポーズを焦ったり、ポーズから逸脱しないことです──ポーズのすべての段階で十分注意を払い、次の段階に静かに決然とした意志で移行するために、時間を取るようにします。
- 絶対に無理にポーズを取らないことです──痛みがある場合は、中断します。
- 実践の際は、体──特に、顔や手足やお尻が不必要な緊張をしていないか、チェックします。
- 習慣的に鏡の前で行うようなことは、しないことです。集中すべきは、ポーズを実践するとどのように感じるかであり、どのように見えるかではないのです。心の目から、いかなる「完璧」のイメージも取り払うようにします。
- 『ヨーガ・スートラ』(紀元前2000年〜西暦200年)の著者であるパタンジャリは、ポーズはスティラ(sthira：安定した、あるいは確固としたもの)とスカ(sukha：優しい穏やかなもの)の両方でなければならないと教えています。ポーズをそうするようにしましょう！

ヨーガのノウハウ

呼吸の実践法

　ヨーガでは、呼吸は心と体を結びつけると言われています(19頁参照)。心の状態を変えるための呼吸を行う力(プラーナーヤーマ)は、極めて強いものです。このため、ゆっくり、よく注意して進めなければならないのです――プラーナーヤーマの呼吸では、絶対に無理をしないことです。めまいを感じたり、頭がクラクラしたら、すぐに通常の呼吸に戻ります。喘息のような呼吸器の疾患をかかえている場合は、指導できる先生の元で行うことをお勧めします。

　呼吸の実践には、2分間の呼吸から30分あるいはそれ以上続けられるものもあります。しかし、ヨーガの初心者の場合は、一日に1回か2回、3分間行うことから始めます――そんな僅かの時間でさえ、呼吸に集中することがどんなに大変なことか、驚かされるはずです。

　初めのうちは、プラーナーヤーマは横になって行って良いのです――特に気分が良くない場合あるいは疲労感のある時などは、そうします。やがて、脊柱を真っ直ぐに伸ばして正座して行えることを目標にします。しっかりした椅子に浅く腰掛け、両足の裏を床にピタリと着けるか、あるいは脚を組んでトライしても良いものです。

ムドラーの実践法

　ムドラーは、(主に両手)で行うポーズです。体のエネルギーのシステムと、エネルギーのシステム内のプラーナ(気)の流れに影響します。ムドラーは、学んで活用することが安全でしかも簡単で、ムドラーに細心の注意を払えるようになると、あっという間に気持ちを高められることが分かります。

　本書でご説明しているのは、4種類の異なるムドラーです。その全てに、安定感の改善やエネルギーの増加のような、異なる効用があります。一日に2回か3回、一回に数分、全く同じムドラーを利用することもできますし、必要だと思う時——たとえば、混雑した公共の輸送機関で通勤や通学中に心を鎮めるために、あるいは、就職の面接の前に考えをまとめるために役立てたい時などに、簡単なムドラーを行うこともできます。

　しかし、ムドラーを行うのに最も良い時は、ポーズと呼吸のセッションを終えたあとの座位の最中です。ムドラーを行う時は目を閉じ、内面に意識を集中します。頑張らないことです——指と指が軽く触れられるだけにします。そうすると、心と体を静かに穏やかにすることができます。

ヨーガのノウハウ

瞑想の実践法

　瞑想を有効なものにするために定期的に瞑想を行うべきですが、気持ちが落ち込んでいる場合は、教師の指導なしでは絶対に行ってはならないものです。瞑想するための特別な時間と場所を確保します——日課にしてしまえば、ずっと楽に心は焦点に集中するようになります。瞑想を行うにはあまりにも体調が悪い、あるいは弱っている場合以外は、背筋を伸ばして座位で瞑想を行うことをお勧めします——横になって瞑想しようとすると、私たちはほとんど、いつの間にか眠りに引き込まれてしまいます！　グラグラしない、座わり心地の良い椅子を選びます——つまり、少なくとも最初は、堅くて背もたれのある椅子、あるいは低い腰掛けに座ることです。基本の脚を組むポーズ、または半蓮華座のポーズのような伝統的な瞑想のポーズで、心地良く座っていられれば、そうすべきです。（半蓮華座のポーズでは、マットに座り、左足の踵を股間に近いところに置くように左膝を曲げ、太腿の外側とふくらはぎマットに置きます。左脚の太腿の上にできるだけ恥骨に近づけて右足を載せます。お望みなら、右膝をブロックになるもので支えます。）

　瞑想の実践中に起こる可能性のある注意散漫を最小限

にするために、それなりの措置をします。例えば、携帯電話の電源を切る、有線回線のプラグを抜く、瞑想を行う部屋ができるだけ静かになるように部屋のドアを閉めること、などです。お好みなら、丈の低いテーブルに花や元気の出る絵を飾り、ちょっと雰囲気を変えてみます——そうすることが、意識を一点に集中することに役立ちます。

　本書の後半(65頁および101頁参照)で、体のエネルギーセンター、あるいはチャクラに焦点を宛てた、順を追う二つの瞑想のエクササイズに出会うことになります。初めて瞑想をスタートしたばかりの時は、次々に脳裏をよぎる想いの流れを停止させる難しさに気づきます——今日のこれからのこと、前の日のテレビ番組のことを考え始めたりするかもしれません。しかし、一定の期間、定期的に瞑想を行うと、以前より楽に集中でき、心の雑音を追い払い、やがて、深い瞑想に達した時の心の状態、静かな一点への集中を創り出すことを実感するはずです。この最終ゴールに到達するためには、何年もかかるかもしれません。しかし、そこに到達するまでの実践のプロセスそのものが、有益で得るところの多いものです。

王冠のチャクラ──サハスラーラ

第三の目のチャクラ──
アージュニヤー

咽頭のチャクラ──ヴィシュッダ

心臓のチャクラ──アナーハタ

太陽神経(神経や血管の)叢の
チャクラ──マニプーラ

仙骨のチャクラ──
スヴァディシュターナ

根底のチャクラ──ムーラダーラ

左側──イーダ (ida)	中心──スシュムナー (sushmuna)	右側──ピンガラ (pingala)
『イーダ』： 左の鼻腔を通過するナーディ：訳者注	『スシュムナー』： 脊髄を通過するナーディ：訳者注	『ピンガラ』： 右の鼻腔を通過するナーディ：訳者注

ヨーガのノウハウ

体のエネルギーセンター
チャクラ

　プラーナ(気)は、エネルギーの経路網(ナーディ・nadis)を通り抜けます。ナーディは、チャクラとして知られている回転エネルギーの車輪になるように、様々な箇所で交差し、体の縦軸に沿って7つのチャクラがあります。どのチャクラも、特有の色と音によって表現され；その色と音はそれぞれ、チャクラの性質と特性に関連しています。左頁の図は、ナーディと三つの主要なナーディ：イーダ、ピンガラ、スシュムナーとの関係を表すものです。チャクラの経路の状態は、唯一、注意深く観察して不断にヨーガを実践することを通してのみ、把握されます。

　ヨーガのポーズと呼吸のエクササイズは、ナーディを浄化し、プラーナ(気)がナーディを自在に動けるように促します。特定のチャクラに集中して瞑想を行うと、そのチャクラと関わる一帯を調整して、チャクラを通過するエネルギーの流れを改善します。本書でご紹介するのは、根底のチャクラ、ムーラダーラ(65頁参照)と、心臓のチャクラ、アナーハタ(101頁参照)一帯に集中して行う、二つの瞑想です。

インスピレーション

一本の木に羽を休める二羽の金色の鳥の如く
団結の同行者はエゴと自我なり。
一方は木に実る甘酸っぱい果実をついばみ
他方はついばむことなく見いるなり。

我らはエゴの存在なり、と思えば、
悲しみに取りつかれ、悲しみに落ちたと感ずるなり。
だが、汝は自我の人なりを認識すべし、
されば、悲しみから解き放たれよう。
汝は自我の人なり、
光と愛の究極の源なり、を認識し時、
人は善悪を超越し、
融合の様に移るなり。

『バガヴァッド・ギータ』（紀元前6世紀）
（『バガヴァッド・ギータ』は、ヒンドゥー教徒の座右の聖典とされる宗教叙事詩：訳者注）

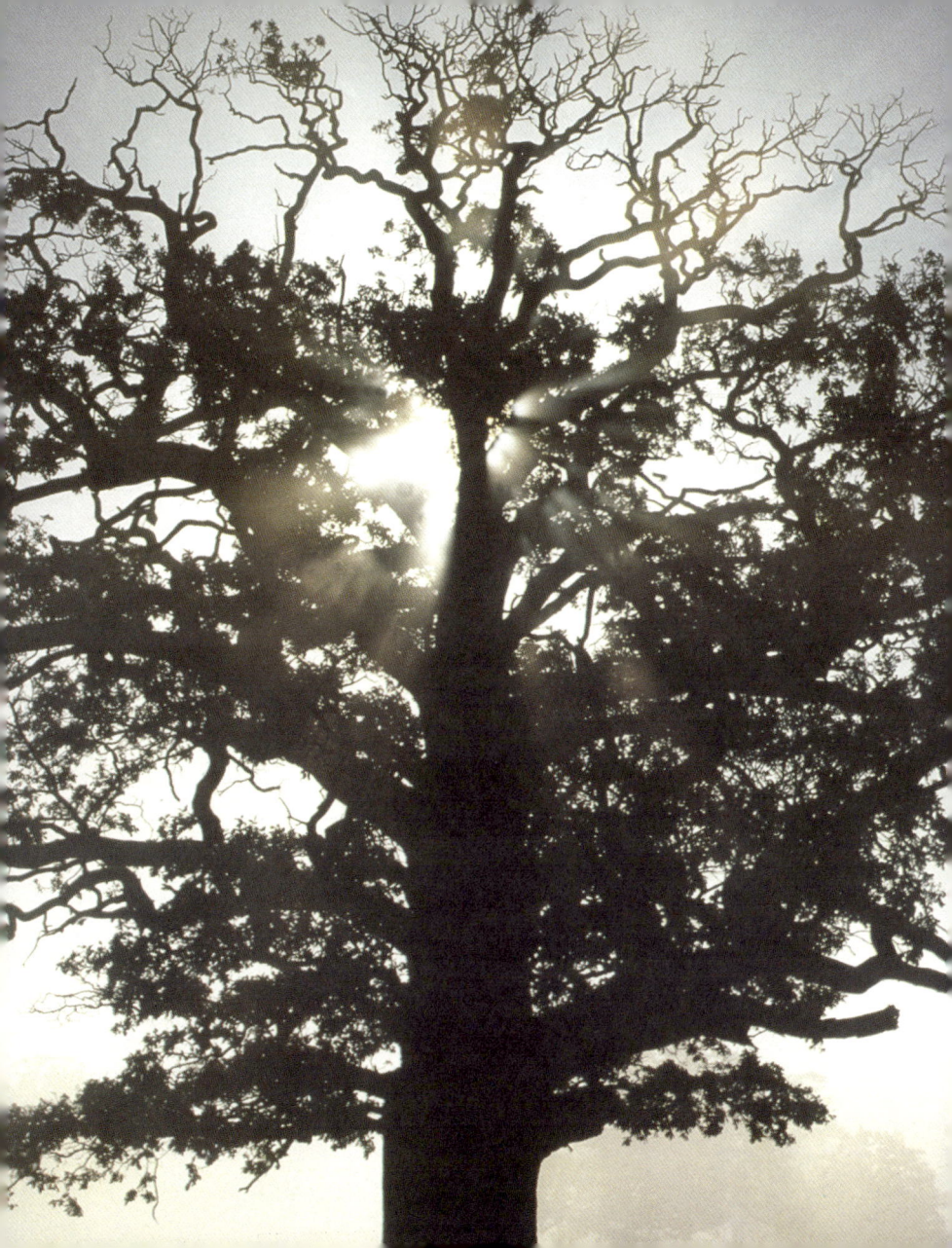

第2章

ヨーガのエネルギー

　現代生活の様々な側面は、私たちを枯渇させ、疲れ果てたと感じさせるものです：プレッシャーの多い労働条件や長距離通勤、家族との関わりなどを、多くの人が、日常的にやり繰りしています。携帯電話とe-mailは、私たちの時間とエネルギーをますます奪っています。疲れきって仕事から帰ることが多いのも、不思議ではありません。

　しかし、その助けとなるものが手の届くところにあります：ヨーガが、素晴らしいエネルギーを与えてくれます！ポーズその他のヨーガの技(わざ)は、体のエネルギーのシステムを刺激し、ずっとリフレッシュしたような気持ちにさせてくれます。

　この章では、ヨーガのポーズ、呼吸の実践、瞑想をご紹介します。いずれも、エネルギーを体内の特定の部位に導き、同様に、眠っているシステムの活性化に役立ちま

す。なかには、ポーズを取るのに少しエネルギーを必要とするポーズもあります；それ以外は、穏やかなポーズです。簡単な呼吸法は、わずか数分を要するだけです。瞑想から生み出されるエネルギーは、転職や引越し、親になる、などの、人生の難しい時期を支えられるものです。

　この章でご紹介する方法は、二つの方法で活用できます。ご案内した通りに順序正しく、約30分（各々のポーズで2、3回呼吸します）、ヨーガの実践がエネルギーをもたらすように、連続してポーズを取ります。さもなければ、自分の気持ちにピッタリ合うような2、3のポーズを選び、安定した円滑な呼吸を維持して、それぞれのポーズに少し時間を取ります；心地良いと感じられる間は、瞑想し、ムドラーを実践します。

ヨーガのもたらすエネルギー

　ヨーガの実践を始める前に、ヨーガのポーズ、呼吸、瞑想が、どのようにしてエネルギーをもたらしてくれるかを、理解することが大切です。

　多くの西洋のエクササイズの体系では、エネルギーは消費されるものと考えられています——カロリーを消費するためにエネルギーを使うと、話しています。ですが、ヨーガで理解されているエネルギーは、カロリーを燃焼することとは全く関係のないものです——ヨーガでは、エネルギーは、プラーナ(気)と呼ばれる微細な力と関係しています。この微細な力は、生きとし生けるものすべてに流れると言われています。プラーナ(気)は、ナーディと呼ばれる体内の経路網を貫流します。チャクラとして知られるエネルギーの特定の中心(28-9頁参照)は、ナーディが交差するところ(体に沿った特定の箇所)にあります。

　チャクラに焦点を当てた瞑想——そしてポーズの実践——が、プラーナ(気)の流れを促します。これが、ヨーガの実践で得られるプラスの結果です。健康なら、プラーナ(気)は、エネルギーの経路網を自在に循環します。病んでいると、プラーナ(気)は体から奪われ、その結果、エネルギーを使い果たしたように感じます。

ヨーガのもたらすエネルギー

　体内のプラーナ（気）の流れが感じられるように、簡単なエクササイズを試みます：お祈りをしているように両手を合わせます。両手の指先と親指の先を合わせたまま、手のひらの手首に近い部分を離します。そうすると、手のひらが離れ、指先と親指の先だけが触れ合っています。これがムドラー（25頁参照）です。この動作が、プラーナ（気）を指先まで通します。言い換えれば、エネルギーの回路を全身に通すのです。ムドラーをすると、頭がどれほどすっきりするかに気づかされて、驚くはずです。心地良く感じている間は、この姿勢を続けます。

　ヨーガによると、あらゆるものに行き渡る三つの特質が存在します：ラジャス（rajas・活力）、タマス（tamas・惰性）、サットヴァ（satva・清澄）の三つです。

　しばしば、私たちは生活のバランスを崩して、エネルギー過多のハイの状態と疲労困憊した低レベルとの間を揺れ動いています。ヨーガを通して目標にすることは、暮らしに調和と清澄（サットヴァ）の状態をもたらすように試みることです。この章でご紹介する実践は、以前に増して安定してバランスが取れたと実感するように促し、経路網を通過するプラーナ（気）の流れを自在にすることを目的にしています。（常にエネルギー不足を痛感しているようでしたら、第三章のアドバイスが、プラーナ（気）の保持の助けになるでしょう。）

山のポーズのヴァリエーション
タッド・アーサナ

ヴァリエーション1
1 両足を腰の幅に開き、平行に揃えて立つ。上体を伸ばし、両肩を楽にして、顎を喉のほうに少し引いて、首を伸ばす。
2 息を吸いながら、楽にできる範囲で両足の踵を上げ、同時に、両腕を体の正面から頭上に上げる。バランスを整える。息を吐いてポーズ1に戻る。6回繰り返す。

ヴァリエーション2
1 両足の内側を着けて立つ。胸の正面で両手のひらを合わせる。
2 息を吸い、両腕を体側から上に伸ばし、頭上で両手のひらを合わせる。息を吐き、両腕を降ろし、ポーズ1に戻る。6回繰り返す。

バランスと安定性を改善するために山のポーズのヴァリエーションを試みます(連続して行っても、各ポーズを別々に行ってもかまいません)。

山のポーズのヴァリエーション

ヴァリエーション1

1
2

ヴァリエーション2

1
2

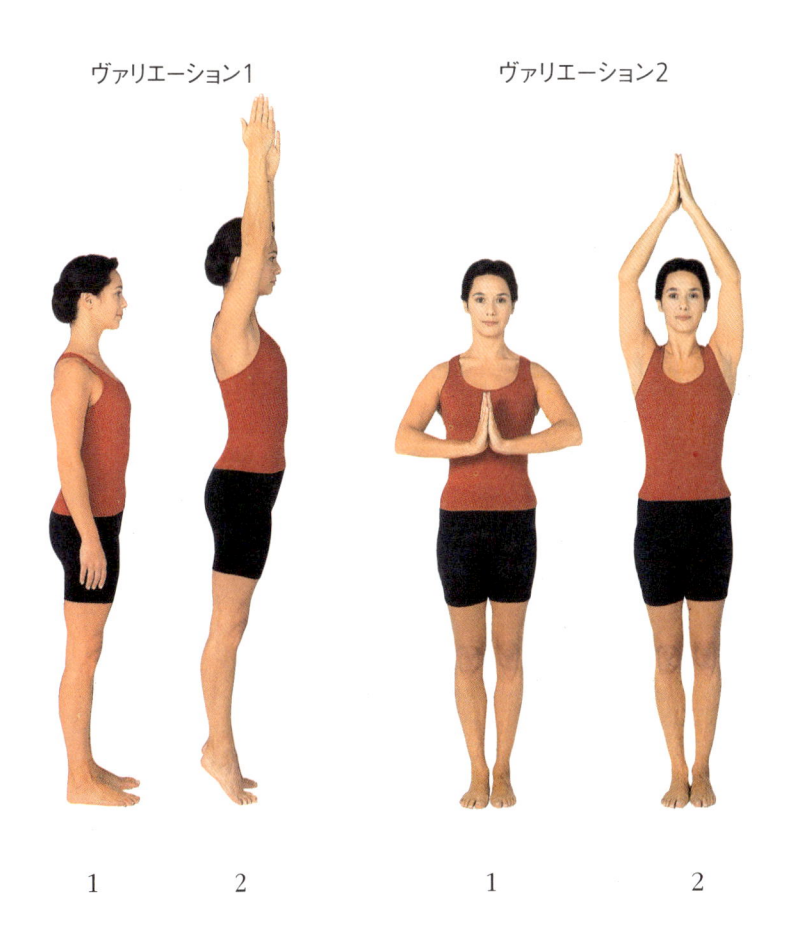

ヨーガのエネルギー

ミニ・太陽礼拝のポーズ

1　両足をお尻の幅に開き、平行に揃えて立つ。
2　息を吸いながら、両腕をそれぞれ、体側から肩の上に上げ、両手のひらを向い合わせる。
3　息を吐きながら、前屈して両腕を体側に降ろし、脚のすねまたはマットに左右それぞれの手を置く。必要なら、両膝を曲げる。
4　息を吸い、胸郭を開き、できるだけ脊柱を伸ばす。首と脊柱は直線になるように真っ直ぐに伸ばし、前方を見る。息を吐き、上体、頭部、首をリラックスさせて、ポーズ3に戻る。息を吸い、両腕を体側から肩の上に伸ばしながら上体を起こし、ポーズ2に戻る。息を吐き、両腕を体側に降ろし、リラックスしてポーズ1に戻る。全行程を6回繰り返す。

一連の動作は、優しい動作で脊柱を暖め、全身を通過するエネルギーの流れを得易くするものです。目標は、ゆっくり、穏やかに動作を行いながら、呼吸と動作を調和させることにあります——急がないでください！

ミニ・太陽礼拝のポーズ

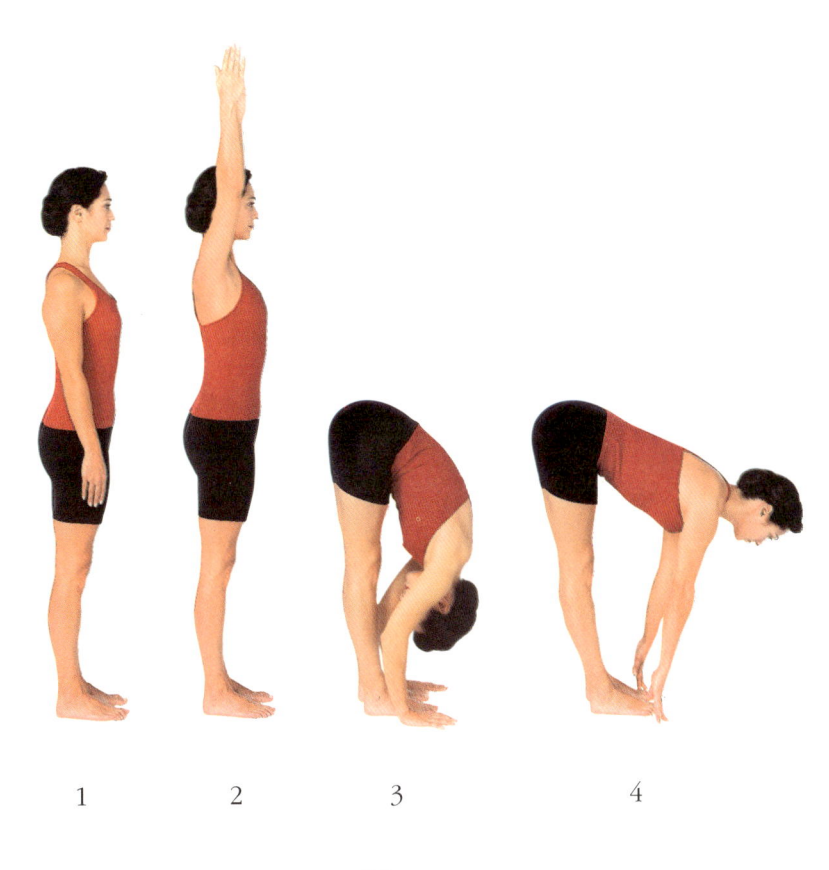

1　　　　2　　　　3　　　　4

ヨーガのエネルギー

英雄のポーズ
ヴィーラバドラ・アーサナ

1 両足を揃え、両腕を体側に置いて立つ。
2 息を吸い、右足を安定させるために、右足のつま先を少し外側に向け、左足を前に出す。息を吐き、右足の踵をマットにしっかり置き、体重のバランスを両足で均等に取る。
3 息を吸いながら、左膝を曲げ、同時に、両腕を上げて肩の高さで肘を曲げ、両手のひらを正面に向ける。この姿勢で、3回深呼吸する。3回目の終わりに息を吐く時、両腕を体側でリラックスさせ、左膝を真っ直ぐに伸ばしてポーズ2に戻る。最後に左脚を後ずさりして、最初の姿勢に戻る。全工程を同じように繰り返し、数秒休んで、完全に呼吸を落ち着かせる。その後、反対側を軸足にして全工程を2回行う。

このダイナミックなポーズは、エネルギーのレベルを高めて気持ちを充実させる助けになります。

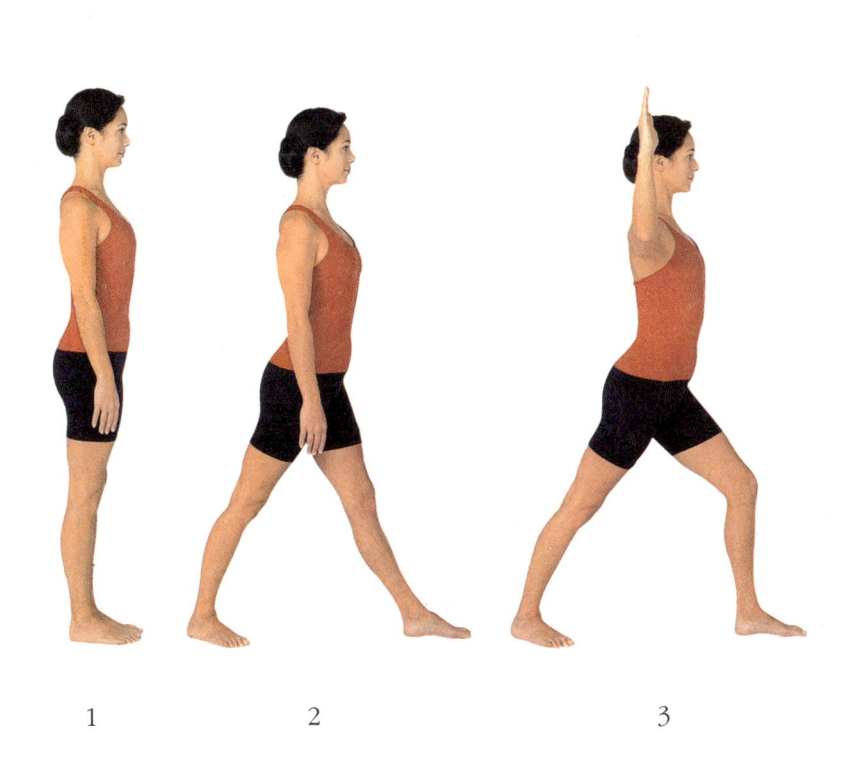

英雄のポーズ

1

2

3

ヨーガのエネルギー

エネルギー・ムドラー
アーパン・ムドラー

　アーパン・ムドラーを行うと、どんな困難も新鮮な大きな見方で捉え、人生の新たな冒険への意欲と、エネルギーと自信とをもたらすように促してくれます。また、体から老廃物や毒素を除去することに役立つと言われています。

　楽に座り、左右の太腿に、手のひらを上に向けて、左右それぞれの手を置きます。両手のいずれも、中指と薬指の先を親指の先に着けます。人差し指と小指は、そっと伸ばしたままにします。5分から15分間、一日2、3回、あるいは必要と思う時に、ムドラーを行います。

エネルギー・ムドラー

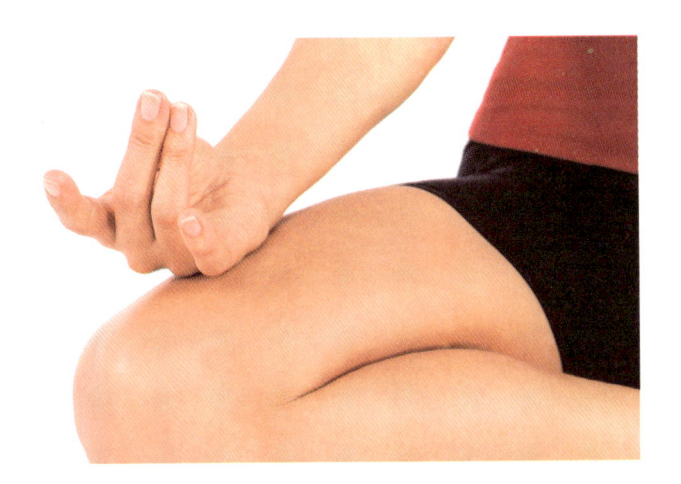

ヨーガのエネルギー

三角のポーズ
トリコナ・アーサナ

1 左足を90度外側に向け、右足はやや内側に向けて立つ。息を吸い、両腕をそれぞれ、手のひらを下向きにして横に伸ばし、肩の高さまで上げる。肩を楽にして、広げたままにする。
2 息を吐き、上体を左側に伸ばす。左手を左脚の太腿または脛まで降ろし、右腕を頭上に上げ、できるだけ肩甲骨と肩甲骨の間の空間を広げる。体は、前方ではなく横にのみ動かすようにする。右手を見上げる。息を吸い、上体を起こしてポーズ1に戻り、左右それぞれの体側を使って、この動作を3回繰り返す。

このポーズは、強力な体側曲げで、上体の左右両側を開くストレッチと両脚の強化に、また、柔軟性と調節力の改善に役立ちます。

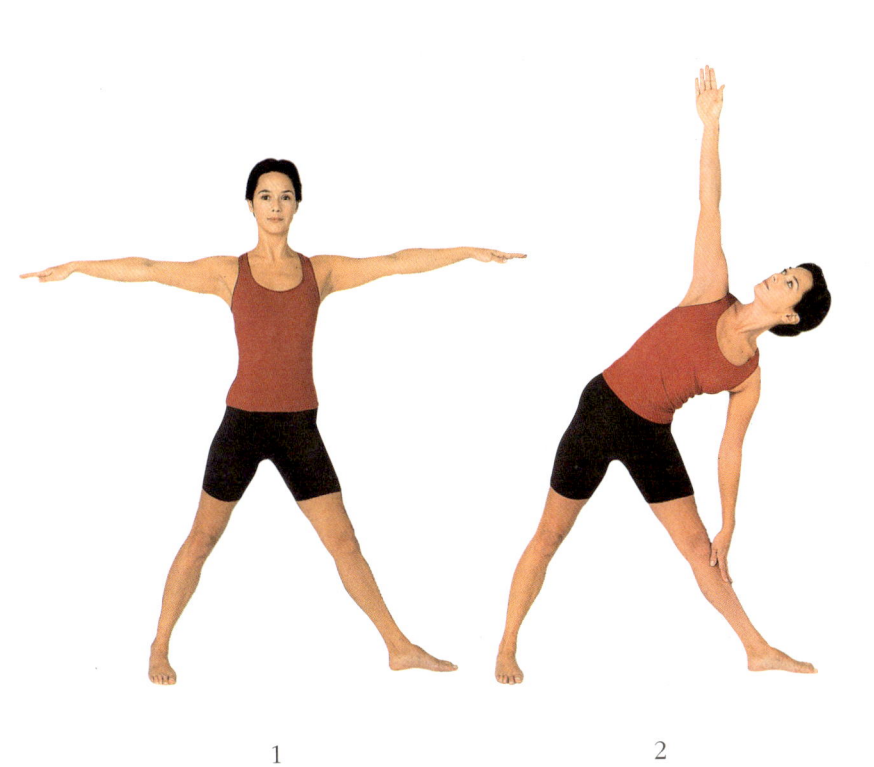

三角のポーズ

1　　　　　　　　2

ヨーガのエネルギー

力のポーズ
ウトゥカタ・アーサナ

1　両足をお尻の幅に開き、平行に揃えて立つ。
2　息を吸い、両腕を頭上に上げ、肩幅に離して両手のひらを向かい合わせる。
3　息を吐き、両膝を曲げ、お尻を後ろに出す。腹筋で背中を支え、背中を真っ直ぐにする。両膝がつま先前方の真上にあることを確かめる。次に、一連の動作を逆に行う：息を吸い、お尻を元の位置に戻し、両脚を真っ直ぐにする。息を吐き、両腕を体側に戻してリラックスさせる。ゆっくり、確実に、全行程を6回繰り返す。

このポーズは、エネルギーを増強し、両脚と呼吸の両方を強化する、強力に活力を与えてくれるポーズです。実践する時は、体内の中心部から力を引き出すようにします。いったん終了したら、呼吸を落ち着かせます。

力のポーズ

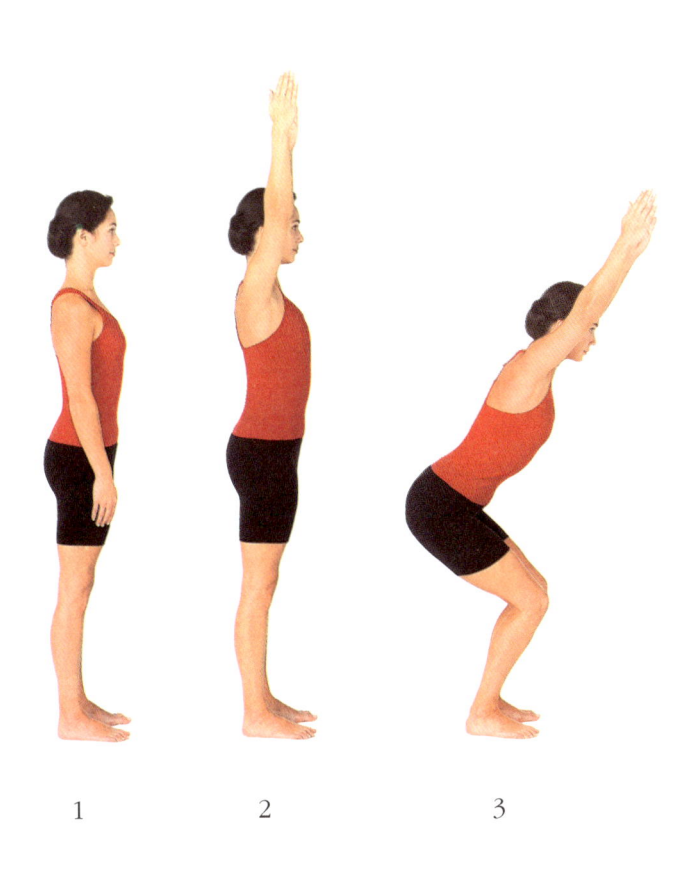

1　　　　　2　　　　　3

ヨーガのエネルギー

完全なヨーガの呼吸とウジャーイ

　二つの簡単な呼吸の方法をご紹介します。いずれも、呼吸に対する意識を鋭敏にする手助けになります。

完全なヨーガの呼吸

　あおむけに横たわって、両目を閉じ、このエクササイズでは最初から最後まで鼻から呼吸します。呼吸が下腹部の辺りで作用することを目に見えるように思い浮かべます——息を吸って、下腹部一帯を光で満たし、息を吐いて、緊張から体を解放することを想像します。こうして5回から10回呼吸します。次に、呼吸が体の中央部（胃と胸郭下部）に移ることを視覚的に思い浮かべ、さらに5回から10回呼吸します。次に、体の上部（背中上部、鎖骨、肩、首、胸部、咽頭部）に意識を移します。息を吸うと、その辺りに難なく光が注がれ、息を吐くと、どんな緊張も取り払われることを思い描きます（5回から10回呼吸）。そこで、スムースに息を吸いながら、体の三部分をリンクさせます。体の下部に集中することからスタートし、次に、体の中央部で息を吸い、最後に頭頂部まで息を吸い上げます。息を吐く時は、吐いた呼気が頭部から下腹部まで全身を流れ落ちるよう

にします。吸った息が頭頂部で、吐いた息が下部で、ほんの一瞬留まることに気づいたら、そのままにします。

ウジャーイ

　ウジャーイ(Ujjayi)は、「勝利」という意味です。この呼吸法は、からだを温めて内なる力と意志の力を向上させる、申し分のない強力な呼吸を実現します。口をそっと閉じて、鼻で息を吐き、息を吸います。喉の筋肉を軽く引き締め、穏やかな、貝殻を耳に当てると聞こえる海の響きに良く似たスースーという歯擦音が絶えず立つようにします。（息を吸う時は、別の筋肉を使うことも必要になります。）呼吸に神経をピリピリさせないように注意して下さい。ウジャーイは、行うにつれて、呼吸毎の長さと力の入れ方を、極めて正確にコントロールできるようになるものです。初めのうちは、呼吸を12回繰り返し、自信が持てるようになったら、それに合わせて徐々に回数を増やしていきます。

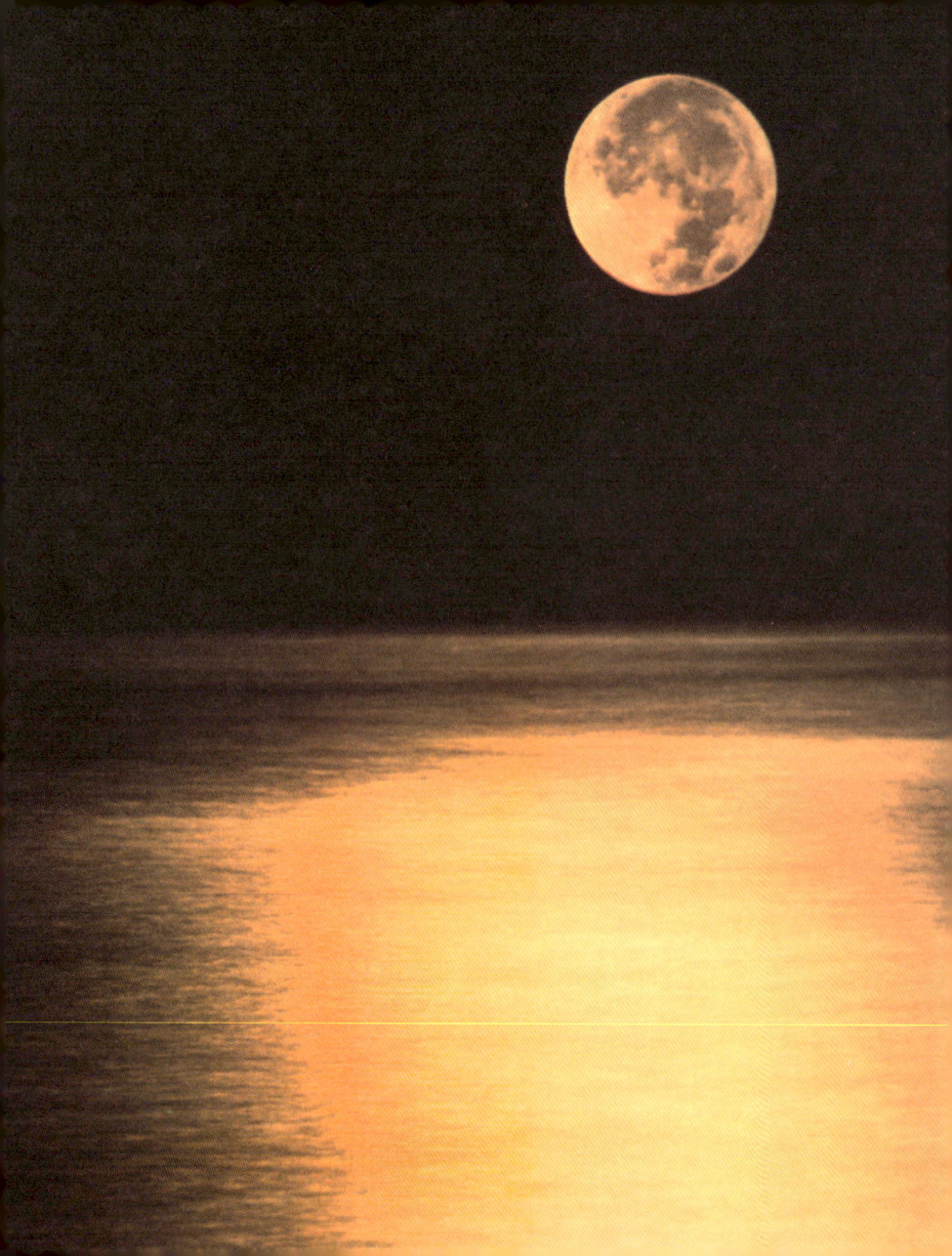

インスピレーション

諸々のアーサナを仕上げるには、
師の教えに従い、
教えのままにあることを肌身で感じ
常に、滋養に富んだ適切な食事を遵守し、
プラーナーヤーマを実践すべし。

『ハタ・ヨーガ・プラディピカー』(14世紀)

呼吸が不規則な時は、
心も不安定である、しかし、
呼吸が平静な時は、心も然りである。

『ハタ・ヨーガ・プラディピカー』(14世紀)

ヨーガのエネルギー

猫―犬―白鳥の連続ポーズ

1 四つんばいになって始める。息を吸い、胸部中央を上げ、両肘を後方の両膝に向けて曲げ、脊柱を弓なりにさせる（猫のポーズ）。首を楽に、肩を丸めたままにする。
2 息を吐きながら、つま先を表に返し、お尻を上に突き上げる（犬のポーズ）。頭部と首をリラックスさせ、肩を広げ、開いたままにする。
3 息を吸い、両膝を降ろして猫のポーズに戻る。
4 息を吐き、体の下に骨盤を軽く押し込むようにして、背中をそっと丸める。踵の上に深く座り、踵にお尻を着けて、頭部をマットに近づける（白鳥のポーズ）。最初から最後まで呼吸をしっかり守って、全行程を6回繰り返す。

この連続ポーズは、脊柱に沿って流れるエネルギーの流れを増やし、首や肩の辺りに蓄積された緊張やストレスを減らします。顎でポーズを「取る」ことのないように十分注意して下さい――頭部と首の動きが脊柱の動きと一体になっているか確認します。

猫―犬―白鳥の連続ポーズ

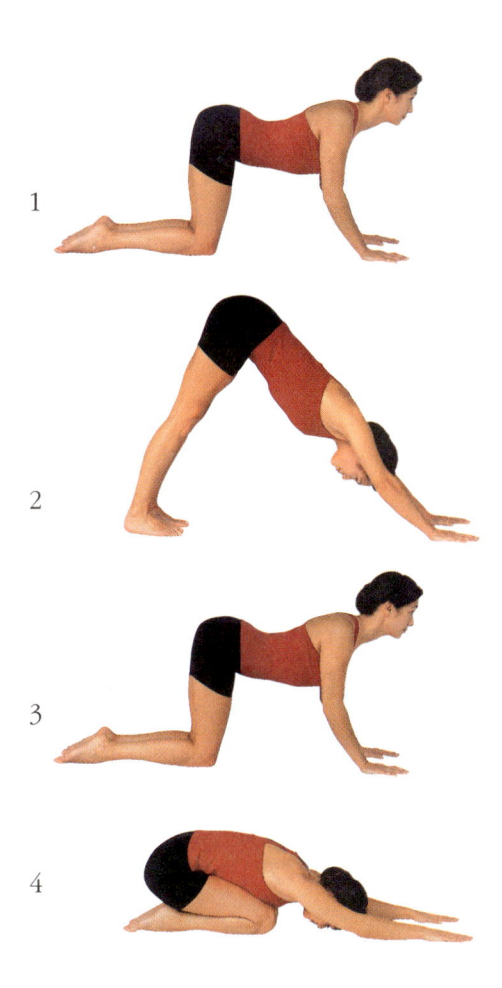

1

2

3

4

ヨーガのエネルギー

コブラのヴァリエーション

穏やかなヴァリエーション
1 うつ伏せになり、額をマットに付ける。両肘を上に向け、両手はそれぞれ体側に置く。
2 息を吸い、頭と胸郭上部を上げる。息を吐き、ステップ1に戻る。動作の間は、顎をリラックスさせ、円滑な呼吸をする。4回から6回繰り返す。

強力なヴァリエーション
1 うつ伏せになり、額をマットに着け、両腕をそれぞれ体側に置き、手のひらを下にする。
2 息を吸い、頭と胸郭上部をマットから離す。腕を体側の外側から丸めるようにしながら、頭部正面に上げる。息を吐き、腕の動作を頭部正面に持ち上げた動作を逆に辿り、ステップ1に戻る。4回から6回繰り返す。

コブラのポーズは、胸郭を開き、背中の上部の強化に役立ちます。デスクワークに長時間を費やしている人には、胸郭を開き、背中の上部を強化することが大切です。このポーズを行って背中が痛むことはないはずです——痛むようなら、楽になるまで、動作の度合いを減らします。

コブラのヴァリエーション

穏やかなヴァリエーション

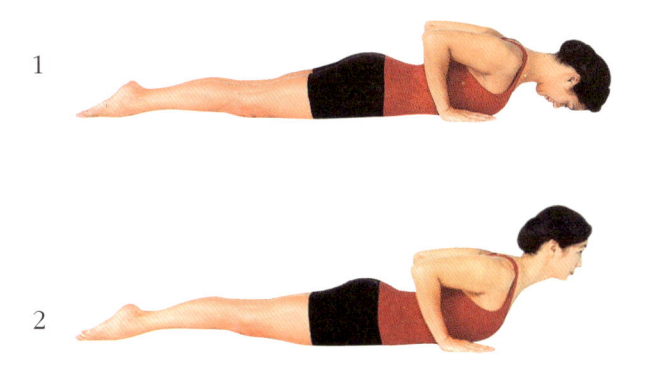

1

2

強力なヴァリエーション

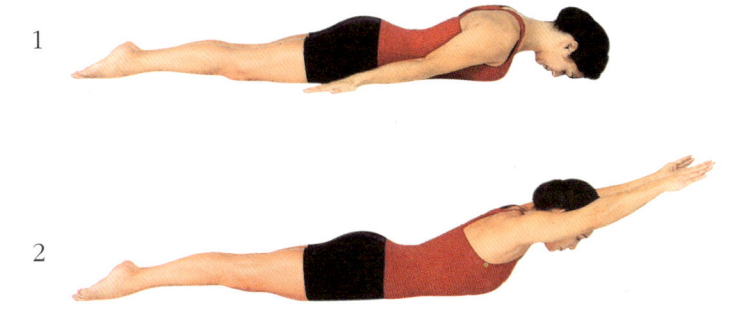

1

2

ヨーガのエネルギー

脚を上げるポーズ
ウッターナ・パーダ・アーサナ

1　あお向けになり、両膝を立てる。両腕をそれぞれ体側に置き、手のひらを下にする。
2　息を吐き、両膝を胸まで引き上げる。
3　息を吸いながら、同時に両腕を頭上に伸ばし、両脚を上に持ち上げる(膝をからめないこと)、腹部は下げて脊柱を支える。ステップ2とステップ3を、3回から6回繰り返す。息を吸い、両足をマットに降ろす。

この動作は、背中の下部と腹部一帯を強化し、長期にわたり長時間椅子に座る場合の優れた防御手段です。呼吸の質と長さに特に注意します——ポーズを行う間は一貫して、きちんとした呼吸をすることです。支えに片膝を曲げて片足をマットに着け、同時に反対側の足を上げて行えば、ずっと楽にこのポーズを取ることができます。

脚を上げるポーズ

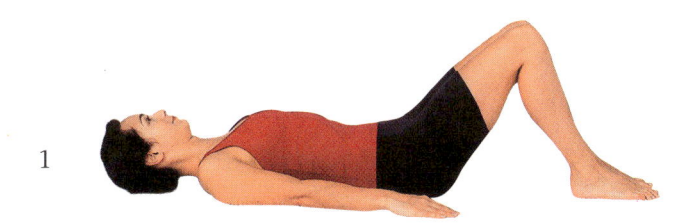

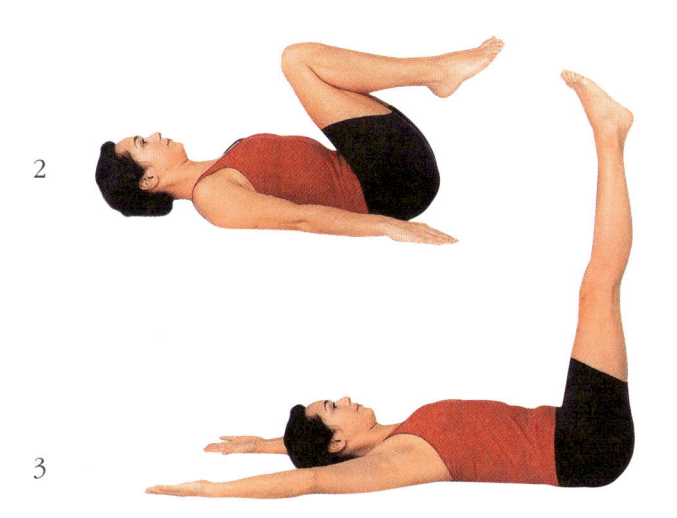

1

2

3

ヨーガのエネルギー

交互に行う鼻呼吸
アルノーマ・ヴィロマ

　この方法は、体内のナーディ(経路網)を通るエネルギーの流れを巧みに操り、究極的には、刺激とリラクゼーションのバランスの取れた状態をもたらします。息を吸う長さと息を吐く長さが同じ長さになるようにし、緊張しないように注意を払い——ひと呼吸一呼吸が優しい穏やかなものになるようにします。

　右手を使って鼻腔を閉じます：人差し指と中指を右手のひらに押し入れ、右の鼻腔を閉じる場合は親指を使い、左の鼻腔を閉じる場合は薬指と小指を使います。右の鼻腔を閉じたら、左の鼻腔で息を吸います(反対頁上段写真参照)。今度は左の鼻腔を閉じ、親指を離して右の鼻腔から息を吐きます。次に、右の鼻腔で息を吸います(反対頁下段写真参照)。親指で右の鼻腔を閉じ、薬指と小指を左の鼻腔から離して左の鼻腔で息を吐くと、アルノーマ・ヴィロマ(Alunoma Viloma)の1ラウンドの完了です。8ラウンドから始めて16ラウンドまで増やします。

交互に行う鼻呼吸

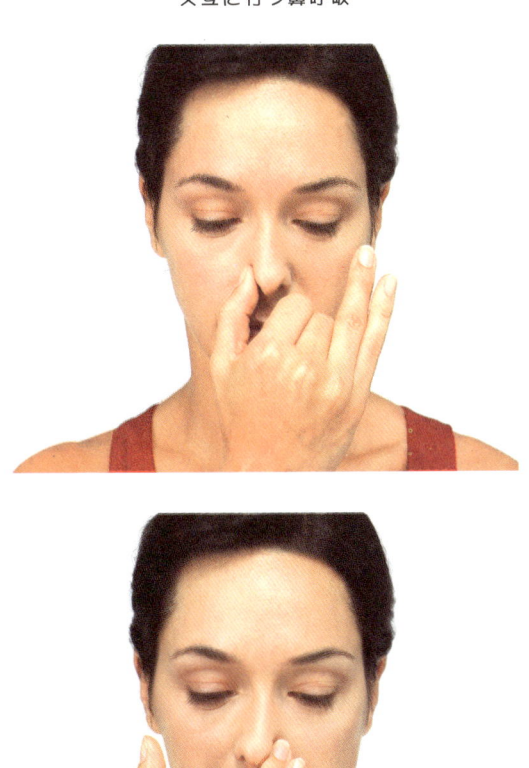

ヨーガのエネルギー

ひねりのポーズ
ジャタハラ・パリブリッティ

1 あお向けになり、両腕を肩の高さで外側に伸ばす。両膝を立て、両足をマットの上に平らに置く。左脚を天上に向けて持ち上げる。
2 息を吐き、注意しながら、左脚を体の右側に交差させて降ろす。できれば、右手で左脚のつま先をつかむ。そっと頭部を回し、左肩の方向を見る。このポーズのまま、4回から6回、しっかり深呼吸する。左右両方の脚を使って交互に2回繰り返す。

ひねりのポーズは、プラーナ（気）の流れを増やし、神経系を刺激して、脊柱全体を活気づけます。また、特に消化器系には効果的で、内臓の臓器を整え、健やかな状態をもたらします。

ひねりのポーズ

1

2

61

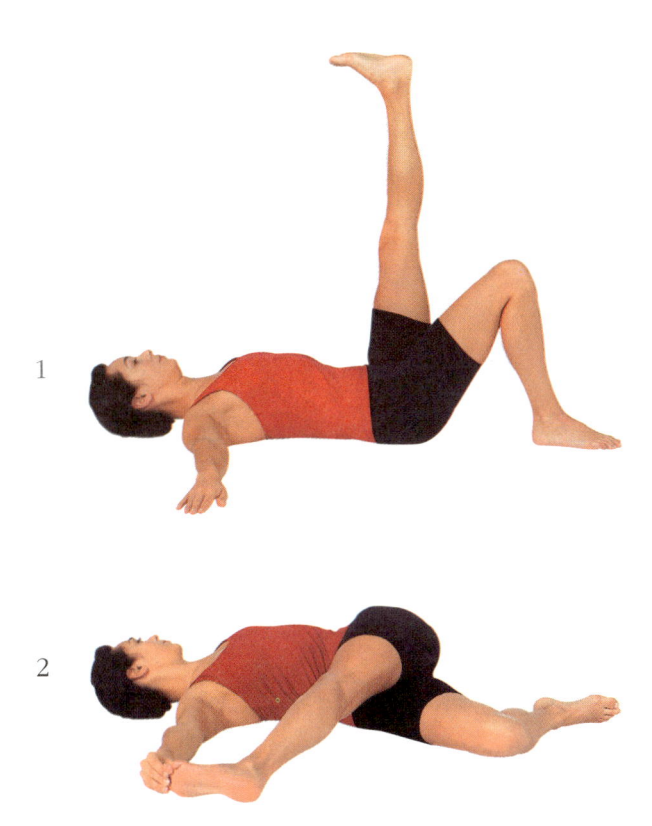

ヨーガのエネルギー

橋のポーズ

1 あお向けになり、両膝を立てる。両足はマットに平行に降ろし、お尻の幅に開く。両足をしっかりマットに着け、親指をマットと接触させておく。
2 息を吸い、お尻をマットから離して持ち上げる。左右の肩を引き寄せ、お尻の下で両手をしっかり握り、踵の方向に突き出す。骨盤を上向きに斜めに傾け、お尻をさらに少し持ち上げる。両膝を平行にする。3回から5回呼吸して、胸部一帯に十分に息を吸い込む。ポーズを終えるために、両手をほどき、両腕を広げる。息を吐きながら、脊柱をマットに降ろす。呼吸が落ち着くまで休む。全工程を2回から4回繰り返す。

この爽快な後屈は、胸郭を広げ、両脚と腹部一帯を強化します。このポーズは注意深く行います——体の正面と背面が互いに支え合うように一緒に引き合い、左右対称にバランスの取れたポーズになるように注意して下さい。

橋のポーズ

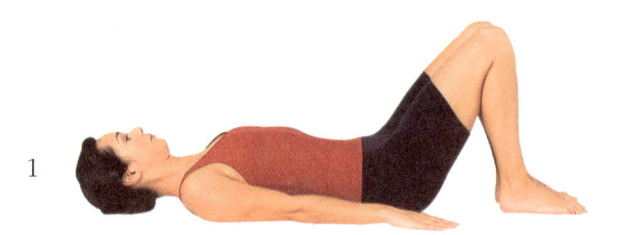

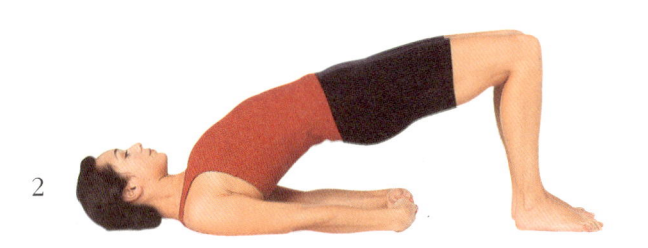

1

2

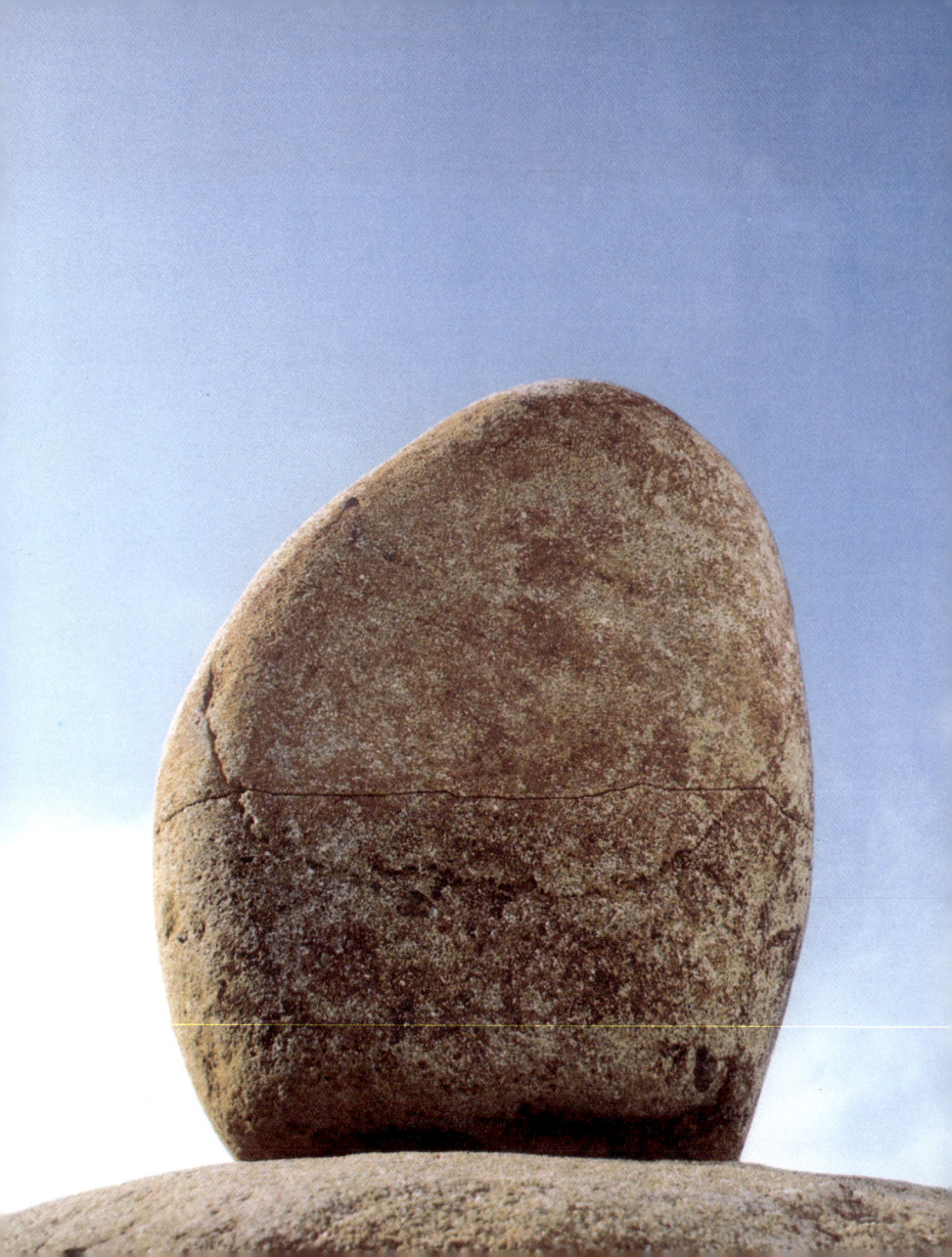

瞑想

内面の強化

　この瞑想は、根底のチャクラ（ムーラダーラ・チャクラ）に焦点を合わせます。体内のエネルギーセンターである根底のチャクラは、人と大地を結び、安定感を与えてくれるものです。（29頁参照）

1　脊柱を真っ直ぐに伸ばして楽な姿勢で座わる。両手のひらを左右それぞれの膝あるいは太腿に置き、両目を閉じる。少しだけ、体に意識を集中する：張り詰めた筋肉をほぐし、座高と横幅いっぱいに体を広げることをイメージする——この姿勢で、どっしりした安定感を体感する。
2　呼吸に集中する。体の底から体内に力を引き上げるように、息を吸う。息を吐きながら、一瞬毎に少しずつどっしり安定して力強くなることを体感する。
3　心を落ち着かせ、生来備わっている落ち着きと内的な自我の力を調和させる。雑念が心に浮かぶことに気づいたら、ゆっくり、呼吸に再び焦点を合わせる。2、3分したら、体に焦点を戻す。体の重さを意識するようにする。起き上がるまで、少しの間、そのまま静かに座わる。

インスピレーション

ヨーガの境地は、忍耐強い修練と
なにものにもとらわれないことによって
達成し得るものである。

パタンジャリ

『ヨーガ・スートラ』(紀元前2000年〜西暦200年)

幸福の顔に好意を培い、
悲嘆の顔に思いやりを培い、
美徳の顔に喜びを培い、
過ちの顔に無関心を培うとき、
心は落ち着くようになる。

パタンジャリ

『ヨーガ・スートラ』(紀元前2000年〜西暦200年)

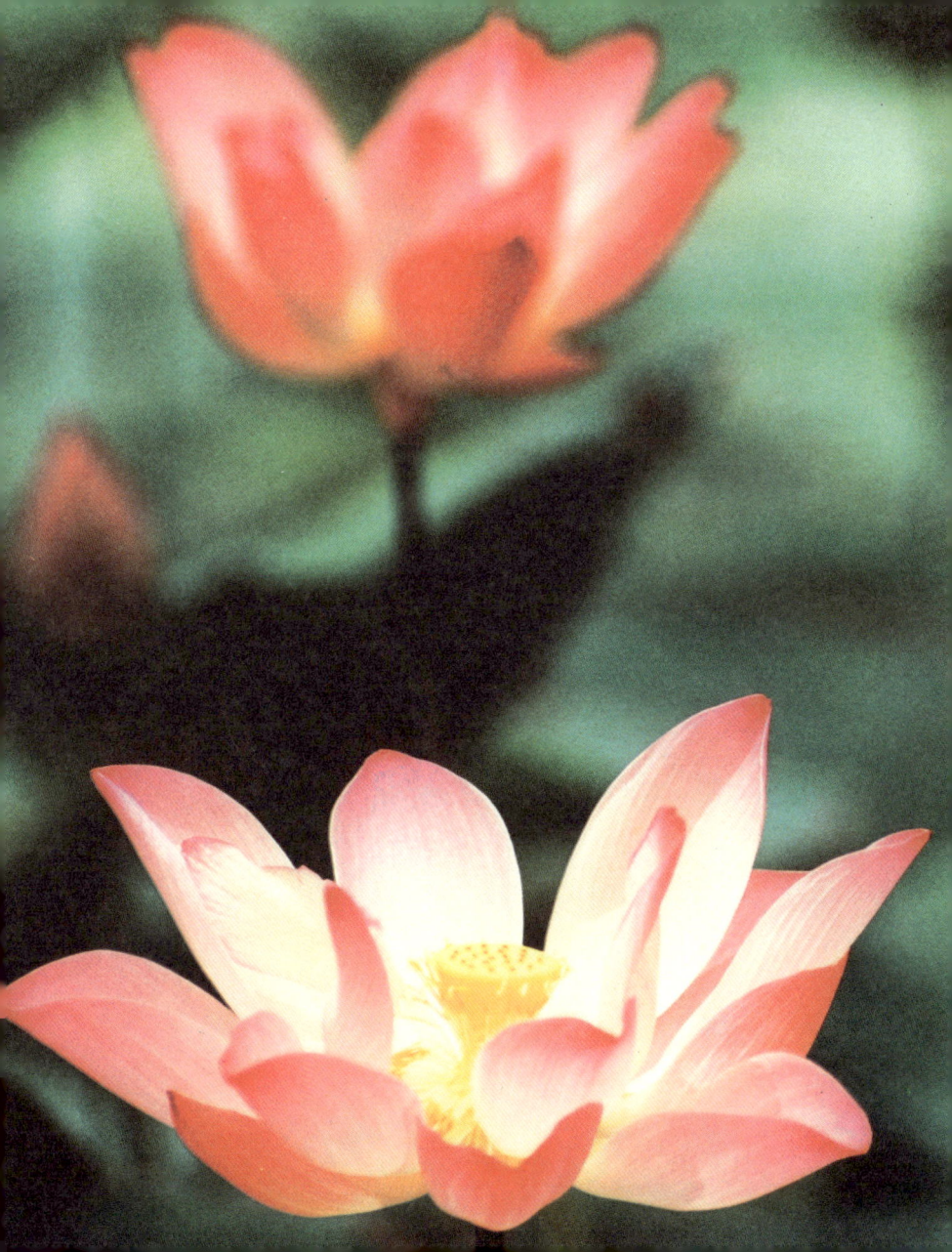

第3章
ヨーガのリラクゼーション

　私たちの多くは、何らかの局面で、生活上の過度のストレスを経験しているように思われます。多くの人が率先している「不自然な」生活——体が自然のリズムから切り離され、知覚情報に攻め立てられている生活は、ほとんど驚くこともない既成事実です。考えて下さい：私たちの大半は、毎朝、目覚まし時計で起こされ、慌ただしく、ラッシュアワーの混雑のストレスや絶え間ない騒音と大気汚染のただなかに飛び出して行くのです。娯楽に関しても、映画を観に行くこと（ホラー映画やスリラー映画の鑑賞中に経験する感情を考えると分かります）、テレビを観たり、音楽を聴くことによって、神経は益々多くを要求するようになっています。ストレスは、別の形を取ることもできます：孤独や倦怠感は、刺激過多と同様に体にも心にも極度のストレスを誘発します。総体的に見れば、

当然、私たちが本来持ち合わせている充足感を失う結果になります。

　ヨーガは、心を落ち着かせる効果があることで良く知られています。事実、ヨーガは、ストレス周期を遮断し、心と体をリラックスさせ、神経系を健康的なバランスの取れた状態に保つように誘(いざな)ってくれます。この章では、内面に焦点を合わせることに役立つ方法をご紹介します。ストレスの外的な原因から解放し、中心の静謐(せいひつ)の場に戻ることに役立つものです。ご紹介するものをご案内した順に順序正しく行うか、あるいは、必要に応じて最もふさわしいものを個々別々に行って下さい。

ヨーガのリラクゼーション

ヨーガのもたらす平安

　ストレスは、必ずしも悪いものではありません——実際、私たちに必要なものは、モチベーションを維持できるちょっとしたことなのです。しかし、ストレスの「最適」条件は、人によって異なります。自分の最適条件——どのくらいのプレッシャーの元で最も達成感を感じるかを考えてみます。ある人には、1分の休みもないと思えるほど、一日中予定でビッシリ詰まっていることかもしれません；他の人には、必要なことは短い間に簡潔に怒涛のように行われ、合間に平安な長い期間があることかもしれないのです。ストレスの最適条件に、競争は存在しません——ストレスの最適条件は、全く個人的なものであり、誰か他者の条件に明らかに勝るために競争して得られることは何もありません。自分の限界を認識することです。

　体は、心の状態を反映します。プレッシャー（あるいは怒り）を抱えると、体は危険を感知して、「逃避」反応として良く知られる状態の準備をします。筋肉は堅くなり、体は物理的に防御行動——または素早い逃走の準備に入ります。机に座り、あるいは渋滞中の運転で、イライラしたり、取り乱したり、腹を立てたりすると、逃避反応が始まります。

ですが、不安の脅威は、(物理的な感覚で)攻撃したり逃げたりしてくれるものではないので、ストレスの解放にはなりません。やがて、体は、いつまでも、逃避反応の反射作用を当然のことと思い込むようになります：猫背になって肩を落とす、キリキリ胃が痛む、歯をくいしばる、呼吸が短く浅くなるなどが、まぎれもないその兆候です。

　それに対抗するために、蓄積されるプレッシャーを体から解放できる、確かな実践が必要です。ヨーガは、心を落ち着かせる効果のあることで良く知られています。ヨーガの実践は、緊張すると筋肉が堅くなるというお決まりのパターンを、徐々になくします。そのように、ストレスと結びついた筋肉の堅さを解きほぐす手助けになります。ポーズと瞑想の実践を通して、ゆっくり深い呼吸をすると、神経系は、リラックスした状態に戻るのです。しかし、瞬間的に平安の境地に至る力は、すぐには訪れません。この章でご紹介する方法を忍耐強く続けて下さい。やがて、ヨーガの実践が新しい反応パターンの開発を促してくれます：より柔軟な開くポーズが、より柔軟でオープンな心の後押しになります。

ヨーガのリラクゼーション

智恵の錠と知識の錠
ジニャーナ・ムドラーとチン・ムドラー

　この二つのムドラーは、世界中の瞑想の実践のなかでも多くの伝統で利用されています。より高いチャクラにエネルギーを伝え、そのようにして、意識のさらに微細な状態に私たちを引き上げることを助けると言われています——脊柱、胸部、頭部に軽やかさを体験するかもしれません。いずれのムドラーも、より安定した、どっしりした感覚を誘引することもできます。また、記憶力を助け、集中力をもたらすと言われています。

　両手で、それぞれの手の(反対頁参照)人差し指と親指の先を合わせます。両膝にそれぞれ手を置き、ジニューナナ・ムドラー(jnana mudra)の場合は手のひらを上向きに(反対頁上段参照)、チン・ムドラー(chin mudra)の場合は手のひらを下向きに(反対頁下段参照)します。どちらのムドラーも、一日1、2回、一回につき5分から15分行います。あるいは、瞑想や呼吸の実践の助けとして活用します。二つのムドラーの効用の差を意識できるようになるために、一つのムドラーからもうひとつのムドラーに移行して行って下さい。

智恵の錠と知識の錠

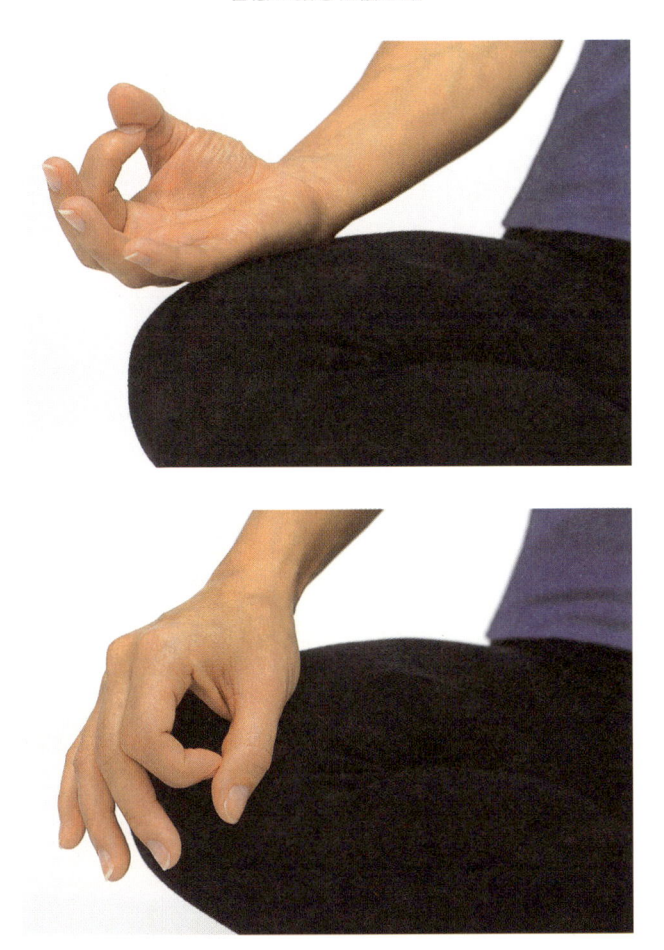

ヨーガのリラクゼーション

リラクゼーションのポーズ

　ここでご紹介するリラクゼーションのポーズは、3分から15分またはそれ以上試みて下さい。仕事のあとの緊張をほどく素晴らしい方法になります。

あおむけで休むポーズ　膝の下にクッションか丸めた毛布を置いて、マットにあおむけになり、両手を腹部の下部の辺りに置きます。このポーズは、腰の痛み、倦怠感、緊張をやわらげ、「集中している」と実感するように促します。

胸郭を開くポーズ　大きな長い枕か、しっかり丸めた毛布を使い、上体を置きます。両腕は体側でリラックスさせ、手のひらは上に向けます。腰が伸び過ぎている感じがしたら、お尻の下にもうひとつちょっとした詰め物を置きます。これは、背中の上部と首の緊張に対抗する優れた方法です。ピリピリ緊張している時は、このポーズは、あまりにも気持ちから飛躍過ぎる感じがするかもしれません。その場合は、別のポーズを選びます。

子供を守るポーズ　両膝の間に大きなクッションか長い枕を置き、前屈して体を支える——本当に心地良く感じられる詰め物を利用します。楽に頭部を休め、両腕は横でリラックスさせます。

リラクゼーションのポーズ

あおむけの休憩

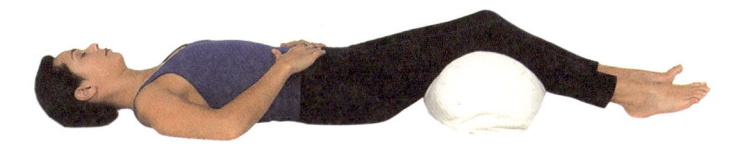

胸郭を開く

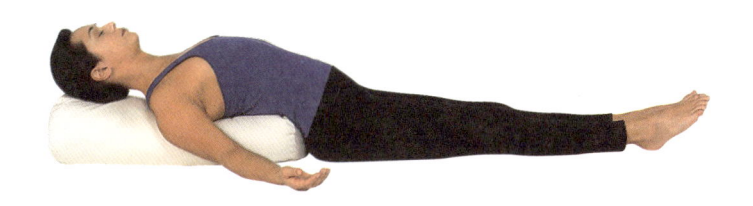

子供を守るポーズ

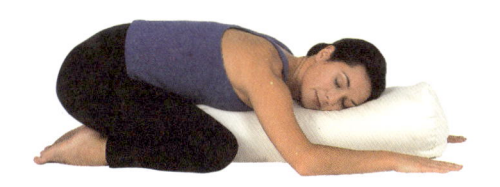

ヨーガのリラクゼーション

前屈のポーズ
ウッターナ・アーサナ

1 両足をお尻の幅に開き、平行にして立つ。肩を後ろに引き、肩を広げてリラックスさせる。首の後部を伸ばして楽にする。
2 息を吸いながら、両腕を頭上に伸ばす。正面に両腕をつり出してからでも、横に開いてからでも、どちらから行っても良い。
3 息を吐き、前屈する。両手を両足の方向に降ろす。上体、頭部、首をリラックスさせるために、必要があれば両膝を曲げる。動作を逆順で行う。息を吸い、上体を起こしてポーズ2に戻る。体力があれば、両腕を正面につり出してから上げ、さもなければ、少し簡単な方法で横に開いてから上に上げる。息を吐きながら、両腕を楽にして、体側に置く(ポーズ1)。4回から6回繰り返す。

この簡単な動作は、脊柱と内臓の諸器官に有効です。さらに、呼吸の流れに集中することと一連の動作が、より好ましい外見をもたらしてくれます。

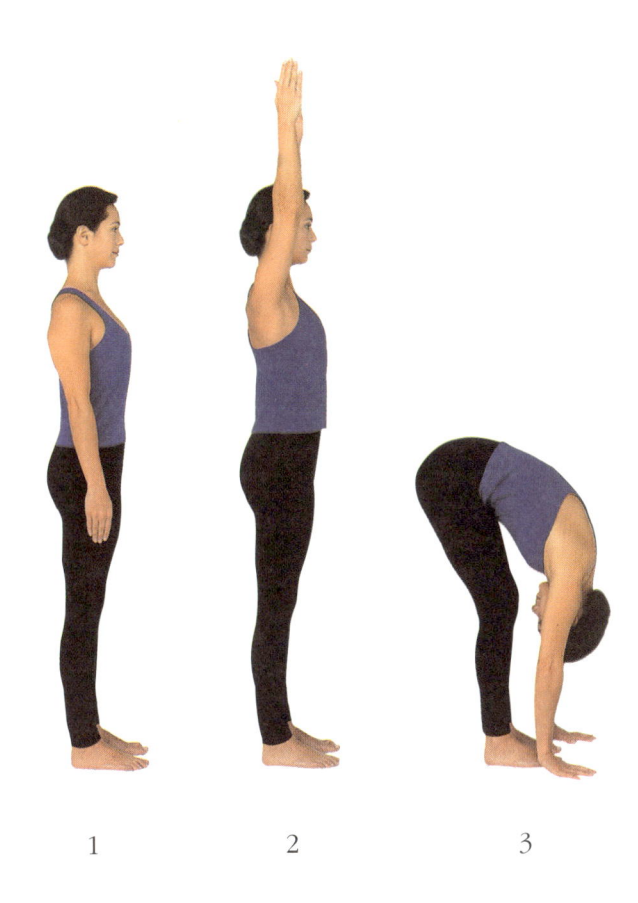

前屈のポーズ

1　　　　　2　　　　　3

ヨーガのリラクゼーション

楽な前屈のポーズ
パールシュヴァ・ウッターナ・アーサナ

1　立って左足を前方に出し、右足を少し外側に向ける。息を吸い、両腕を頭上に上げる。脊柱を伸ばし、尾骨を下に降ろすようにする。体が安定するように、後ろ足をしっかりマットに着ける。

2　息を吐きながら、ゆっくり前屈する。左膝は、真っ直ぐ伸ばしたまま前屈できるほど体が柔らかい場合でも、少し曲げる。両手のひらは、マット上で左足の左右に置き、頭部と首は完全にリラックスさせる。1回深呼吸する：息を吸い、背中上部と胸郭をゆっくり広げる；息を吐き、リラックスする。息を吸いながら、上体を起こして後ろに引き、脊柱を真っ直ぐ伸ばしてポーズ1に戻る。息を吐きながら、両腕を体側でリラックッスさせる。左右それぞれの足を軸に、それぞれ3回繰り返す。

これは、様々な重荷を降ろしてくれる素晴らしい方法です。あらゆるものがリュックサックにギッシリ詰まってもうこれ以上何も背負いたくない状態を想像します——前にかがんで、中身を転げ落とすのです。

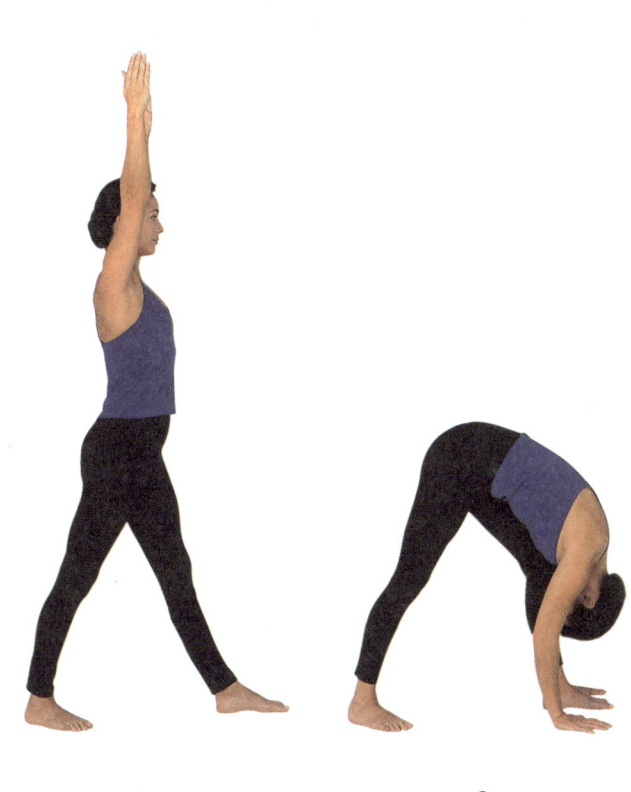

楽な前屈のポーズ

1

2

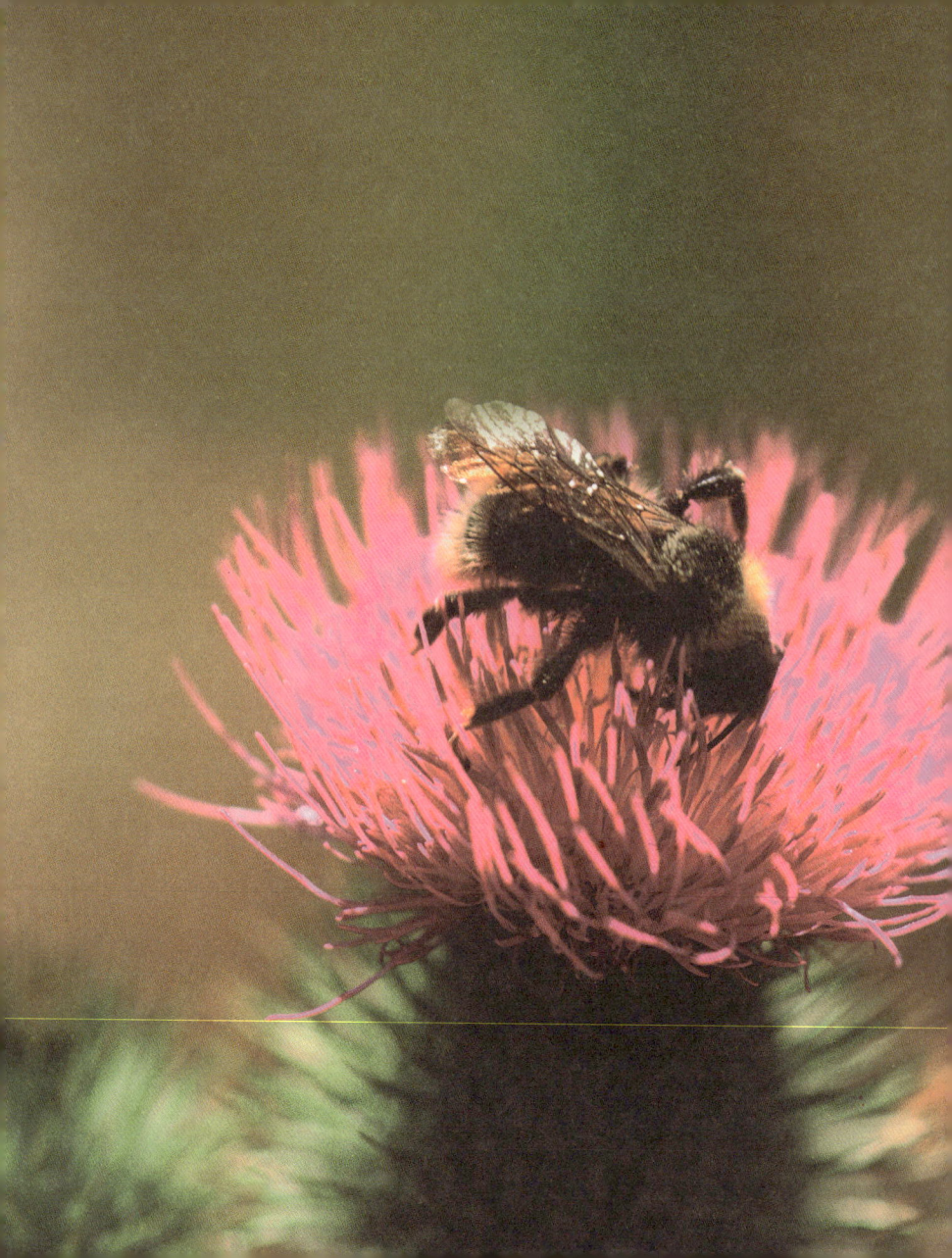

ヨーガのリラクゼーション

ハミングするハナバチの呼吸
バラマリ

　この呼吸のエクササイズをして立つ音は、まさにハナバチの歌うブンブンという音です。ハミングは、驚くほど心を軽くして、滋養となるバイブレーションを体に起こします。この方法は、神経を鎮め、この上ない幸福感をもたらす手助けになります。

　楽な姿勢で座り、両目を閉じます。注意を内面に集中して呼吸をするまで、2、3秒置きます。お望みなら、両耳を指でそっと塞いでも良いのです。息を、長くしっかり吸い込みます。息を吐きながら、顎を楽にして静かにハミングします。その響きが顔面と頭部一帯に響き渡るように、息を吐く間、ハミングを続けます。心地良いと感じる音程――響きは滑らかで、良く響き、申し分のないもののはずです――が見つかるまで、様々な音程を試します。この呼吸のテクニックを使って、8回から12回、完全な呼吸（吸う、そして吐く）をします。しばらく静かに座って、呼吸と、バイブレーションという「ハミング-後」に、耳を傾けます。

ヨーガのリラクゼーション

ひざまずいて行う―猫―白鳥の連続ポーズ

1　正座して、両手を左右それぞれの太腿に置き、両目を閉じる。
2　息を吸いながら、ゆっくり両腕を頭上に上げ、膝から上の上体を起こして、ひざまずいた立位のポーズになる。
3　息を吐きながら、ゆっくり正面のマット上に両手を置き、脊柱を優しく上向きに丸くする。
4　息を吸い、胸部中央部を前に出し、上に持ち上げる(猫のポーズ)。
5　息を吐きながら、脊柱を丸め、両足の踵の上にお尻を置いて深く腰を降ろし、両腕を前方に伸ばす。(白鳥のポーズ)。息を吸い、ポーズ1に戻る。息を吐き、肩をリラックスさせる。全行程を6回繰り返す。

この連続動作は、脊柱の緊張を和らげ、頭部をすっきりさせて神経を落ち着かせる、優しく穏やかな方法です。両目を閉じて一連のポーズを仕上げるようにして下さい。呼吸の持続時間と質に細心の注意を払って耳を澄まし、ポーズの交代が、次の呼吸の吸気(息を吸う)あるいは呼気(息を吐く)によって始められるようにします。

ひざまずいて行う―猫―白鳥の連続ポーズ

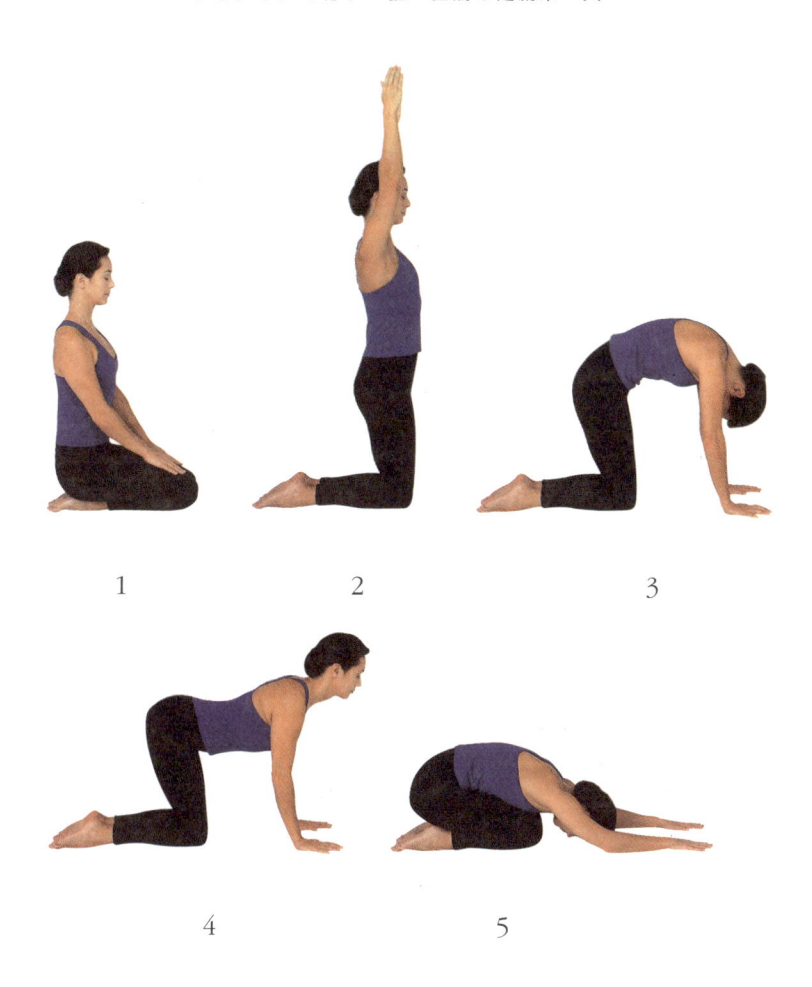

1

2

3

4

5

ヨーガのリラクゼーション

スクワットのポーズ

1. 両足を少し外側に向け、両膝を曲げて、深いスクワットのポーズを取る。(心地良いスクワットが難しい場合は、写真で示したように、両足の踵の下にブロックになるものか本を置く。足の甲が前のめりにならないように確認する——前のめりは、膝の関節を圧迫するので注意。両手のひらを合わせ、両膝の内側に両肘をそっと押し付ける。そのまま、2、3回呼吸する。
2. 両手を組み、両手の親指を人差し指の上に置く。親指の上に額をそっと載せる。両目を閉じ、2、3分、前後にゆっくり体を揺らし、再び静止するまで、その動きを少しずつ減らす。静かに頭部と首を上げ、背中を真っ直ぐ伸ばし、その後、両目を開く。

西洋人は大半が、幼い頃から家具に座る暮らしをしているために、臀部、膝、足首が堅くこわばっています。スクワットのポーズは、背中の下部を伸ばし、膝、足首、臀部を柔軟で強く維持することに役立ちます。体の柔軟性とポーズを改善するために、一日2、3分、このポーズを実践して下さい。

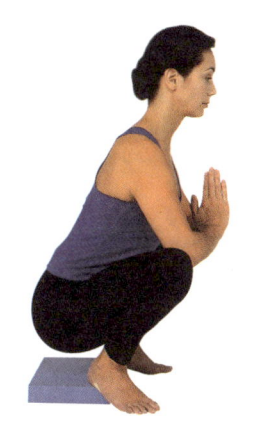

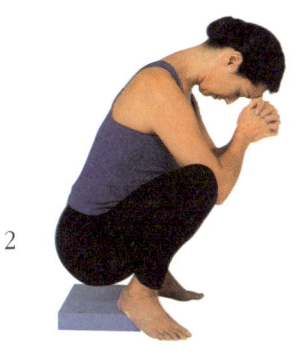

スクワットのポーズ

1

2

ヨーガのリラクゼーション

内面の調和・ムドラー
マタンギ・ムドラー

　マタンギ・ムドラーは、心身にバランスと調和の感覚をもたらすように促します。体調不良を感じたり、刺激過多を実感している場合は、このムドラーを行うと、安らぎと安心感がもたらされます。その上、呼吸を整え、心を落ち着かせることに役立ちます。さらに、このムドラーは、太陽神経叢（胃の一帯）周辺の内臓臓器内のエネルギーの流れを助けると言われています。

　両手を組み、太陽神経叢の高さに持って行きます。両手の中指をほどいて伸ばし、一点を作るように指先を合わせます。2,3分間、このムドラーを続けます。一日2、3回、このムドラーを行うようにするか、「バランスの調整」の必要性を感じる時にはいつでも活用するようにします。

内面の調和・ムドラー

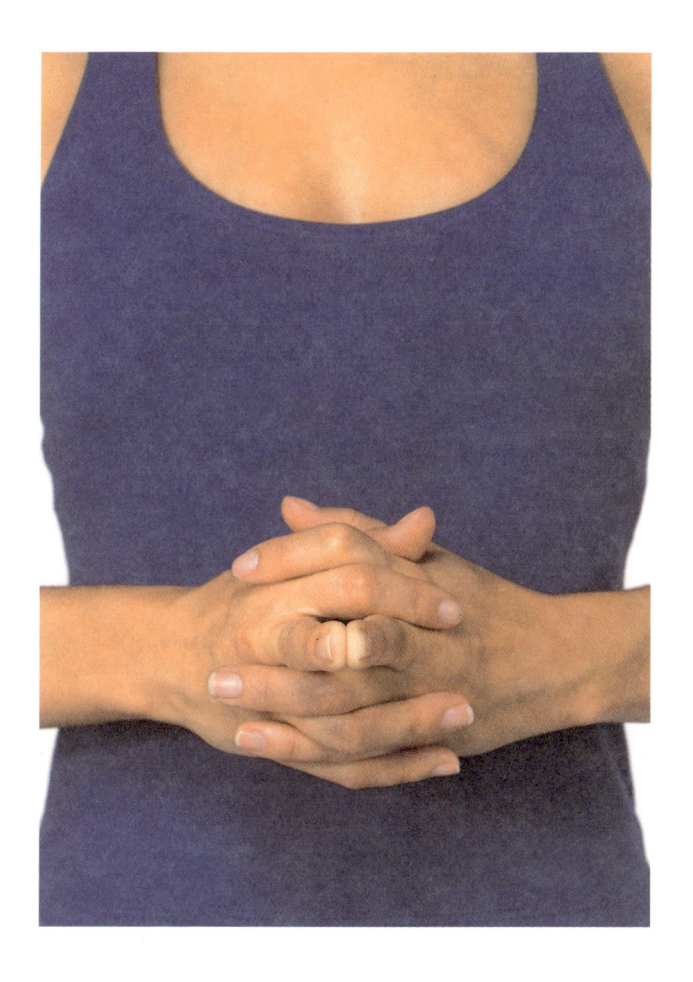

ヨーガのリラクゼーション

頭を膝につけるポーズ
ジャーヌ・シールーシャ・アーサナ

1　マットの上に腰を降ろす。さもなければ、小さな支えかクッションを置き、お尻を少し上げて、その上に腰を降ろす。両脚を伸ばし、次に右膝を曲げ、右足を左脚の太腿に着ける。右膝がマットからかなり離れたら、クッションを入れて支える。息を吸いながら、両手のひらを互いに向かい合わせて頭上に上げ、脊柱全体を伸ばす。

2　息を吐きながら、両手を左膝の両側のマット上に降ろす（あるいは、両手が楽に届けば、左足の脛の両側または左足の両側に降ろす）。伸ばしている足に向かって前屈し、上体をリラックスさせる。息を吸い、ポーズ1に戻る。一連の動作を4回繰り返す。5回目にポーズ2に戻り、4回呼吸する。反対側の脚を軸にして、全工程を繰り返す。

このポーズは、脊柱や内臓の器官を刺激します。頭部を下に向けておじぎをする姿勢は、物理的にも精神的にも重荷を放棄し、「追い払う」姿勢でもあるのです。

頭を膝につけるポーズ

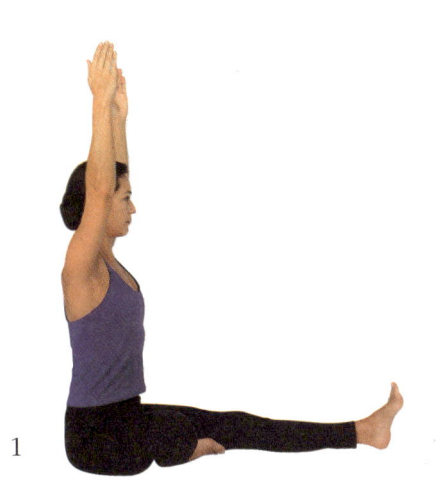

1

2

ヨーガのリラクゼーション

二つの優しいひねりのポーズ

仙骨をひねるポーズ

1　あお向けになり、両膝を立て、マットに両足を着ける。両膝と両足をピタリと着ける。両腕を肩の高さで外側に伸ばし、手のひらを上向きにする。
2　息を吐きながら、両膝を右側に降ろす。そのまま、6回から8回呼吸する。息を吸って、ポーズ1に戻る。反対側で繰り返す。

腰椎をひねるポーズ

1　あお向けになり、胸に向かって両膝を引く。両腕を肩の高さで外側に伸ばし、手のひらを上向きにする。
2　息を吐き、両膝を右側に降ろし、頭部を左向きにする。そのポーズで、6回から8回呼吸する。息を吸って、ポーズ1に戻る。反対側で繰り返す。

仙骨のひねりは、下腹部と背中の最下部（私たちの多くが緊張させている一帯）に重点を置くものです；腰椎のひねりは、背中の下部のこわばりを和らげ、消化器系の異常を楽にする優れた方法です。

二つの優しいひねりのポーズ

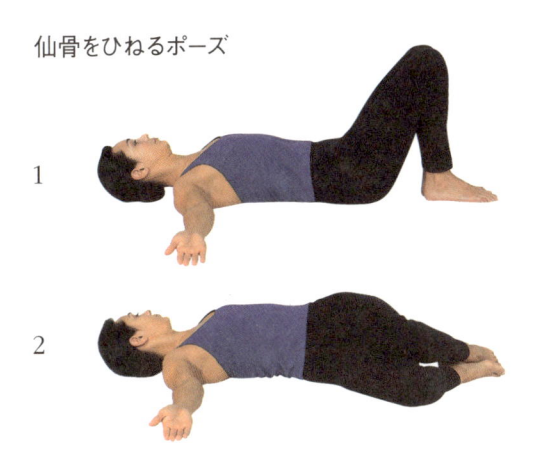

仙骨をひねるポーズ

1

2

腰椎をひねるポーズ

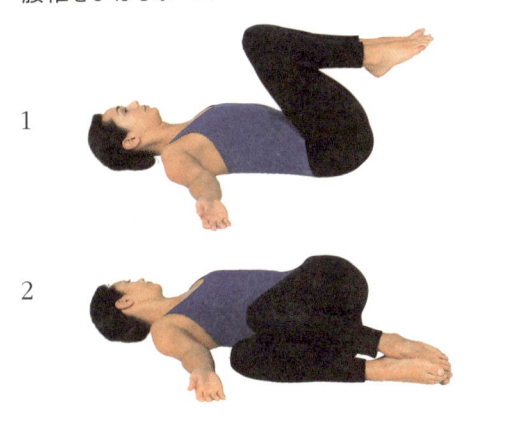

1

2

ヨーガのリラクゼーション

橋のポーズ/膝を胸につけるポーズ
ドゥビ・パダ・ピタム/アパナ・アーサナ

橋のポーズ
1 あお向けになり、両腕を体側に置く。マットに両足を着けて両膝を立てる。
2 息を吸い、両腕を頭上に伸ばしてお尻を持ち上げる。息を吐き、両腕とお尻を戻してポーズ1に戻る。6回繰り返す。

膝を胸につけるポーズ
1 あお向けになる。息を吐きながら、胸に向かって両膝を引く。両手をそれぞれ膝に置き、両肘を体側に押し込む。
2 息を吸いながら、両腕がほぼ真っ直ぐになるまで、両膝を胸から離す。6回、または必要に応じて、回数を減らすか増やすかのどちらかで繰り返す。

いずれのポーズも、背中と体の前部を順に伸ばしながら、脊柱をマッサージし、肩のこりをほぐします。就寝前に、「ミニ」ヨーガの実践として——始めから終わりまで両目を閉じて、順序通りに行って下さい。

橋のポーズ / 膝を胸につけるポーズ

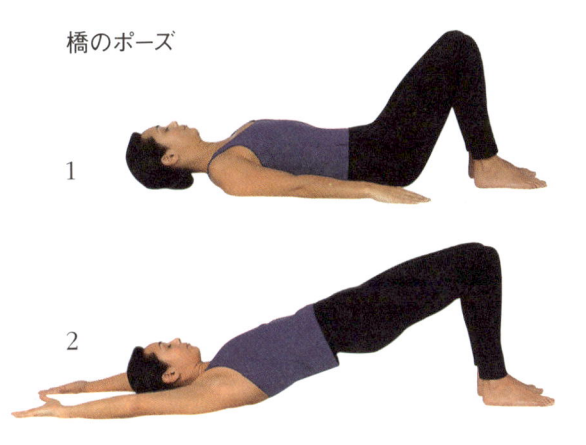

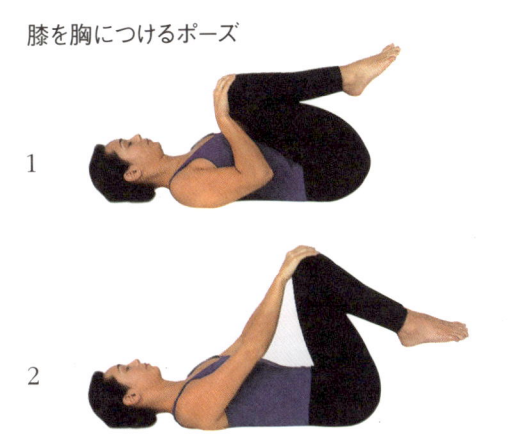

橋のポーズ

1

2

膝を胸につけるポーズ

1

2

ヨーガのリラクゼーション

眠りと目覚め

　深い眠りにある時、私たちは、内なる自我にさらに近づくと言われています。内なる自我とは、人の内面に存在する聖なるものです。ストレスや心配事で悩まされると、たいていの人は、しばしば不眠症状や眠りの浅さに苦しみます。なかには、不眠が慢性化して、その結果、倦怠感や鬱状態に陥る人もいます。不眠の場合でも、夜間良く眠れることを願っているだけの場合でも、以下にリストアップしたヨーガの方法は、深い眠りとリフレッシュした快い目覚めの助けになります。

眠りのためのポーズ　前屈のポーズ(76頁参照)、ひねりのポーズ(90頁参照)、あるいは、74頁のリラクゼーションのポーズのいずれかのような、休息のポーズは、眠りの理想的なプレリュード(前奏曲)になります。背中を反らす強力なポーズは、避けて下さい。

眠りための呼吸　一連のウジャーイの呼吸(49頁参照)や交互に行う鼻呼吸(58頁参照)を数回行うと、体のエネルギーシステムのバランスが調整され、深い、穏やかな眠りがもたらされます。

眠りためのムドラー：シャクティ・ムドラー(shakti mudra)

就寝前のシャクティ・ムドラーの実践は、緊張をほぐし、リラックスすることに役立ちます。左右それぞれ、手のひらに親指を押しつけ、人差し指と中指を折り曲げて親指に着けます。さらに、薬指と小指の先がピタリと着くように、両手を合わせます。呼吸と雑念を落ち着かせて、両目を閉じます。そのまま静かに5分から10分、ムドラーを続けます。

目覚め 私たちは往々にして午前中のぼんやりした状態をぼやいています。もっとすっきりした爽快感が得られるように、起床前に以下の日課にトライして下さい：両耳の外側の先端をつまみます；両手の指を組み、組んだ手のひらを外側に裏返して、頭上に上げます；からだをストレッチし、大きく口を開け、数回、深呼吸します。

良い眠り助けてくれることは、他にもいくつかあります。規則正しい時間に就寝すること。アルコール類、コーヒー、お茶やその他の刺激物(チョコレートを含みます)を避けること。就寝直前にものを食べないこと——満腹での就寝は、眠りを助けてはくれません。カモミールティーまたはグラス一杯のホットミルクにナツメグをひとつまみ落として飲むこと。就寝前に1時間程度の「静かな時間」を持つこと——テレビやラジオを消し、床に着く前にしばし星を眺めることなどです。

ヨーガのリラクゼーション

ヨーガの眠り
ヨーガ・ニドラ

　ヨーガ・ニドラ(Yoga nidra:ヨーガの眠り)は、心が意識を留めている状態での、大変深いリラクゼーションの形式です。が、全身は、あたかも睡眠中であるかのように、すっかりリラックスしています。

　ヨーガ・ニドラを始める前に、室内が暖かく、十分換気してあることを確認します。あお向けになり、両脚を5〜7、8センチ：2、3インチ：離して伸ばします。両腕は、骨盤から25センチくらいのところに置き、手のひらを上に向けます。リラックスすると体温が下がるので、毛布をかぶりたくなるかもしれません。(背中の下部に不快感を感じる場合は、両膝の下にクッションを置くか、両膝を曲げ、両足の裏をマットに着けます。)ヨーガ・ニドラでは、意識を体の周囲に循環させるだけです。意識的にリラックスしようとしないで——エクササイズの指示に従うだけにします(もし役立つなら、テープに録画して再生して活用することも可能です)。

　左足と左脚の下肢(向うずねとふくらはぎの筋肉)、左膝の表と裏の部分、太腿、お尻の穴と骨盤を意識するように

なります。次に、お尻の穴に焦点を宛て、意識の焦点の順番を逆にして、脚を下まで辿(たど)ります。右足で繰り返します。腹部一帯がしなやかになるように、腹部一帯の力を抜き、マットに沈むように、臀部の筋肉の力を抜きます。次に、尾骨（脊柱の基底）から首まで、脊柱の椎骨のひとつひとつに焦点を当てます。心臓の鼓動の音に注目します。ほんのちょっと、胸郭の呼吸の動きを観察します。左手を意識するようになります：手のひら、親指とその他の指です。左手首、左腕の肘から下の部分、肘、上腕；二の腕、肩、そして鎖骨と、意識を移し、次に、もう一度、腕の上から下に意識を移します。右側で同じことを繰り返します。さらに、頭皮、額、頬、まぶた、唇、顎、喉、各々の筋肉に注意を向けます。舌を口蓋から離します。左右の鼻腔の呼吸の動きを感じ取ります。両目を眼窩(がんか)の奥深くでリラックスさせ、マット上の頭部を感じるようにします。心と体は、ただじっとして、そのままで、2、3分間、静かにしています。ゆっくり、上体を起こして、座位になります。

ヨーガのリラクゼーション

リラックスする呼吸の連続ポーズ

1 あお向けになり、両膝を立て、両足をお尻の幅に開いてマットに着ける。両腕をそれぞれ体側に置き、手のひらを下にする。両目を閉じる。
2 息を吸い、両腕を垂直に上げる。次に息を吐き、肩をマットにずっしり落として、リラックスさせる。
3 息を吸い、右腕を頭上に伸ばす；息を吐き、腕を元に戻してポーズ2に戻る。
4 息を吸い、左腕を頭上に伸ばす；息を吐き、腕を元に戻してポーズ2に戻る。
5 息を吸い、両腕を横に広げる；息を吐き、マットの上で休ませる。次に息を吸い、両腕を上げてポーズ2に戻る；息を吐き、両腕をポーズ1に戻す。全てのエクササイズを、4回から8回、繰り返す。少しの間リラックスして、心身を完全に落ち着かせる。

深い、規則正しい呼吸と組み合わされているこの腕の動作一式は、ストレスの多い一日を終えて、その緊張をほぐし、リラックスさせる理想的な方法です——肩、首、顎の緊張をほぐします。

リラックスする呼吸の連続ポーズ

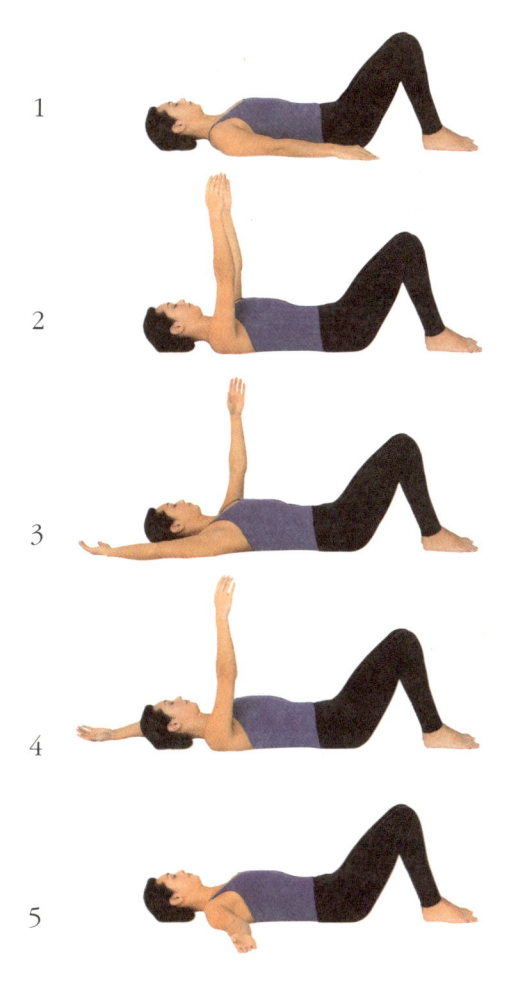

1

2

3

4

5

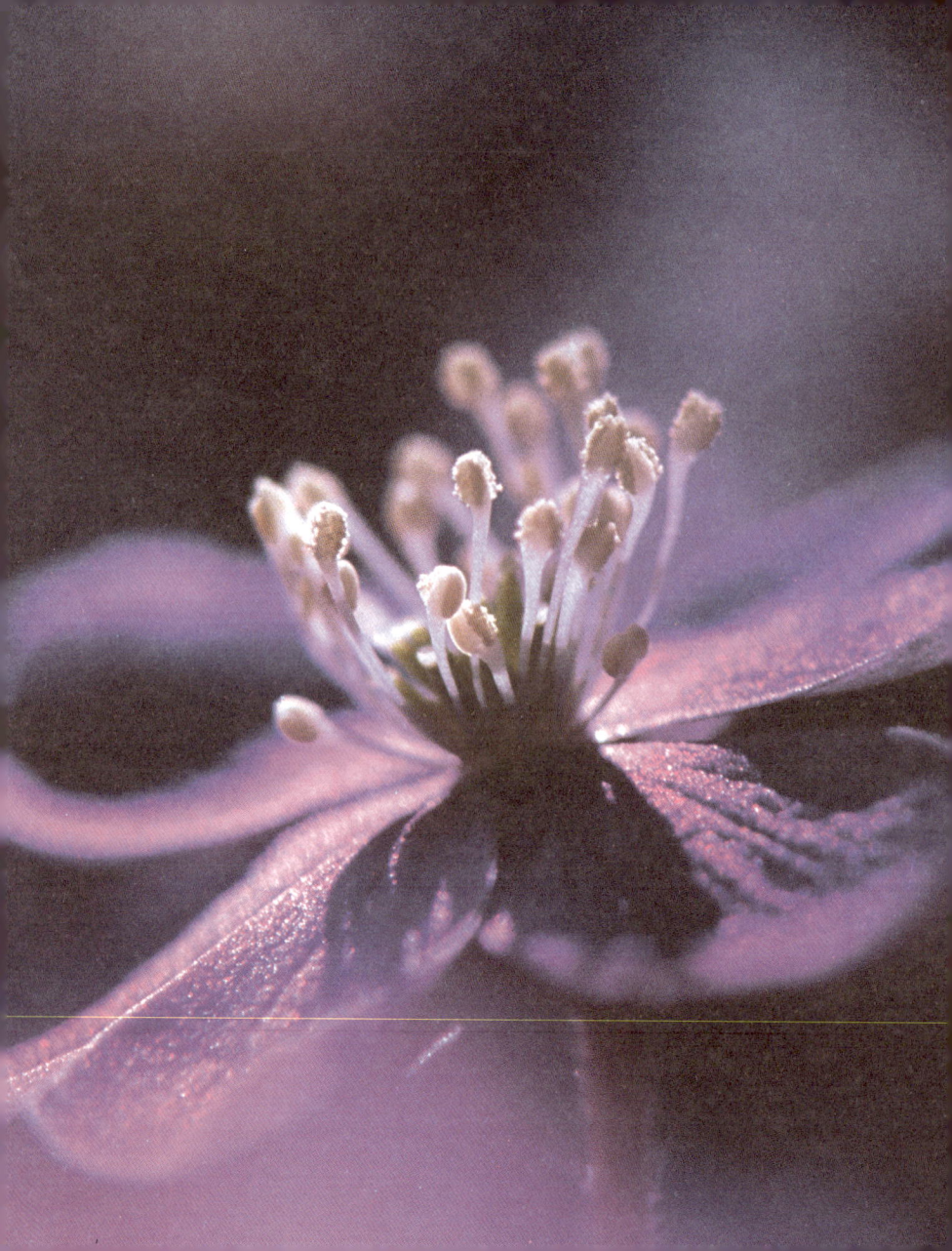

瞑想

内面の調和

　この瞑想は、アナーハタ・チャクラの箇所(72頁参照)である、胸の中心に焦点を宛てるものです。このチャクラは、安らぎと愛情のこもった慈悲と関連しています。

1　楽な姿勢で座る。人差し指と親指をチン・ムドラーの形にする(72頁参照)。両目を閉じる。ウジャーイの呼吸(49頁参照)を使って、2、3分、ゆっくり、しっかりした呼吸をする。
2　脊柱を伸ばし、肩の力を抜き、腰のこりをほぐす。胸郭を広げ、顔を穏やかに、顎を楽にして顎の先(おとがい)を喉に向かって少し下げ、太腿の内側をリラックスさせる。
3　次に、体の中心——心臓に注意を集中する。安らぎの感覚に焦点を宛てる：息を吸いながら、心臓から放たれ、全身の細胞を浸していく光を目に見えるように思い浮かべる；息を吐きながら、皮膚の表面から心臓に光を引き入れる。2、3分したら、両手のひらを合わせ、目を開くまで、ほんの一瞬、そのままのポーズを保つ。

インスピレーション

ヨーガが教えを授けられる前に、師となる者は、
教えを受ける者の、時、環境、年齢、職業の性質、
エネルギーと体力を鑑みねばならない。
[…]
なぜなら、すべての体に個人差があり、
すべてのアーサナが
万人に適しているわけではないのだから。
[…]
あらゆるタイプの人の必要とするものを検討した
偉大な賢者は、
多数のアーサナをご考案なさった。そのなかから、
ふさわしいものが理解され、適切なアーサナが
教えを授けられねばならないのだ。

シュリー・マタムニ

(9世紀)

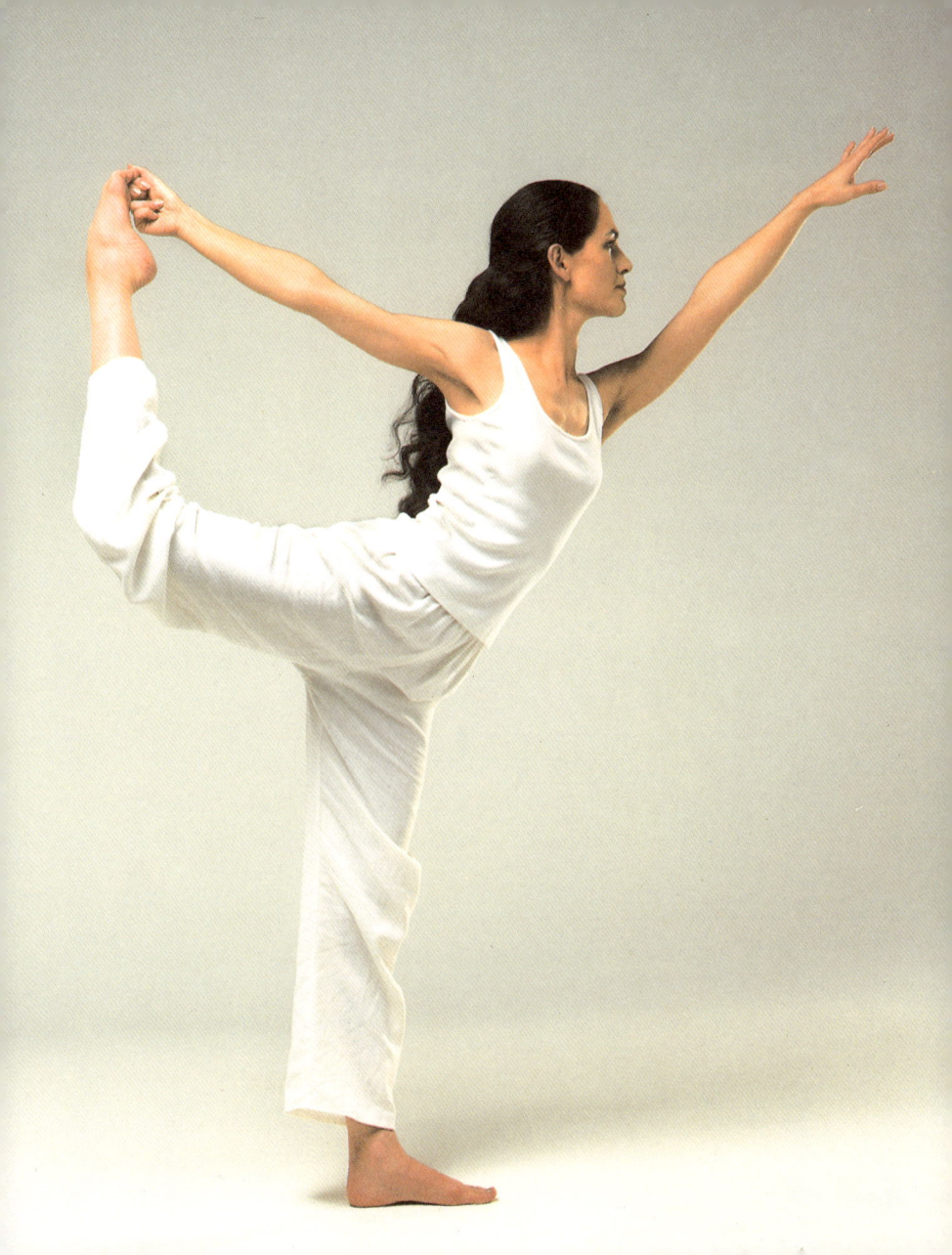

第4章

ヨーガのある暮らし

　ヨーガは、単なるエクササイズのシステムではありません。ヨーガは、自分自身のあらゆる面（心、からだ、魂）と、――たとえどのような状況にあっても、暮らしとを調和させる方法になり得るものです。座位で蓮華座のポーズを取れることが、ヨーガの「達成」ではありません（それが、本書に蓮華座が登場すらしない理由のひとつです）。ヨーガの目標は、完璧なポーズに達成することではなく、意欲的になり、ヨーガの修練期間中に自分自身について確認したことを、日常生活のなかに取り入れられることです。こうした理由から、大切なことは、自分のヨーガのエクササイズを他の人のそれと比べないことですが、代わりに、自分が正しいと思う直感に従うだけにします。

　この章では、ポーズと共に行う、ヨーガの取り組みを

広げるための二つの方法を見い出すことになります。いずれも、健康的で幸福なバランスの取れた暮らしのための、円熟した案内になるものです。最初に、ヨーガの社会的な概念と倫理的な概念についてお話しします——二つの概念の理解は、生活全般にヨーガの精神を取り入れることに役立ちます。二番目に、インドで生まれた癒しの伝統、ヨーガの「双子の姉妹」であるアーユルヴェーダ (Ayurveda) の初歩を概観しています。アーユルヴェーダを通して、人を人たらしめる諸々の特質を観察し、認識して説明することができます。アーユルヴェーダの知識があれば、日常の決まりごととヨーガの実践を、自分の個人的な状態に合わせて変更することもできるはずです。

ヨーガのある暮らし

日常世界にヨーガを活用する

　パタンジャリの著書、『ヨーガ・スートラ』(紀元前2000年～西暦200年)は、ヨーガの8支則として知られる、ヨーガの八段階の道を説いています。最初の二つの支則は、ヤマ(yama)とニヤマ(niyama)で、自己実現・悟りの境地に、より近づくように生活すべきであると教える、社会的な概念と人格的な概念です。次の二つの支則は、アーサナ(ポーズ)とプラーナーヤーマ(呼吸のテクニック)で、前の章ですでに探求しています。最後の四つは、プラーティヤハーラ(pratyahara：感覚の離脱)、ダーラナー(dharana：集中)、ディヤーナ(dhyana：瞑想)、サマーディ(samadhi：超意識の状態)です。

　日常生活に実際にヨーガを取り入れて溶け込ませるためには、最初の二つの支則の十分な理解を得ることが必要です。ヤマ(108頁～109頁参照)の倫理的な概念のすべてや、ニヤマ(110頁～113頁参照)を一度で取り入れることを望むことはできませんが、徐々に取り入れていくことを目標にすべきです。ヤマとニヤマは、少しずつ少しずつ、人生を支えて豊かにし、最終的には精神的な成長と向上を導く、普遍的な理想の足場になり得るかもしれないものです。

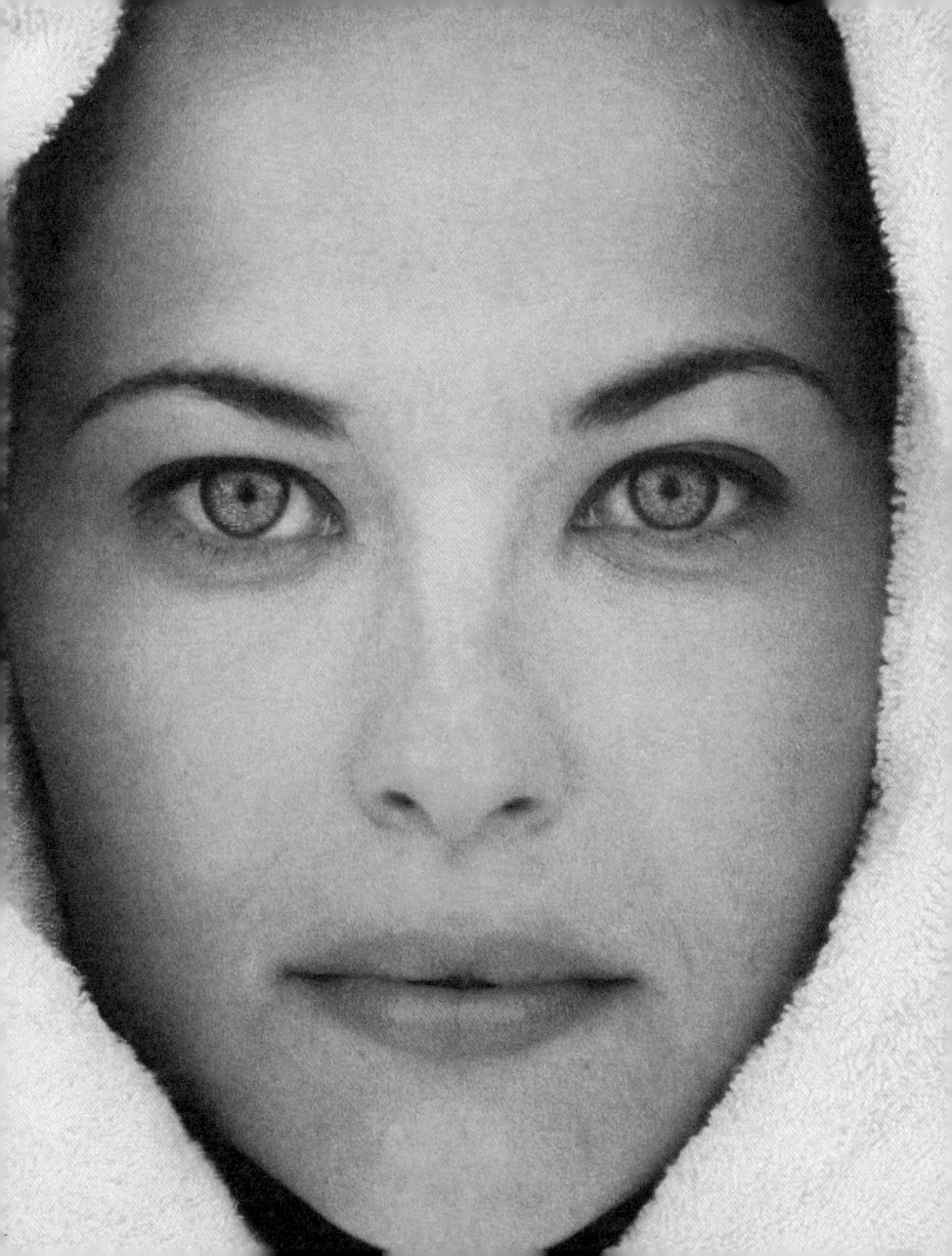

ヨーガのある暮らし

ヤマ

　以下は、社会的な振る舞いに関する五つのヤマ——ヨーガの最初の支則です。

非暴力　アヒムサー（ahimsa）

　最初のヤマであり、ヤマのなかで最も重要なものはアヒムサー、あるいは非暴力です。アヒムサーは、ただ単に他者を傷つけることを止める教えではなく——環境や自分自身に対してさえ、非暴力であることを教えています。アヒムサーは、健康を敬い——体に良い食べ物を食べ、体にダメージを与える原因になりそうな不適切なエクササイズを避けること（ヨーガのポーズと呼吸のエクササイズの不適切な活用も同じです）から出発します。

真実性・誠実性　サティヤ（satya）

　誠実であることは簡単だと思われるかもしれませんが、しばしば大変な勇気を必要とします。私たちは、真実だけを口にするようにしなければならないのです。誰かを傷つけることなく。それができなければ、沈黙を守らなければなりません。サティヤはまた、自分が何者であるかの真実を見い出すために、自己を深く見つめることも要求しています。

ヤマ

奪うなかれ　アステーヤ（asteya）

　自分のものではないものを奪ってはならないのです。この考えは、持ち物と同じように、他者の時間や善意にも適用されるものです。ヨーガの実践では、ポーズの一部分を改善するために、ポーズの他の部分を「奪う」ことがないように（例えば、あまりに厳しく、呼吸がきちんとできないようなポーズは取らないこと）を、必ず確認します。

節度　ブラフマ・チャリヤ（brahmacarya）

　あらゆる物事において節度あることは、調和の取れたライフスタイルを生み出します。私たちはしばしば、過度の耽溺に誘引されます。しかし、何事も過多は悪であると記憶しておくことです。過剰なものに建設的なものは何もありません。ヨーガのポーズでさえ、同じことです！

欲張ることなかれ　アパリグラハ（aparigraha）

　アパリグラハ（また、「欲張ることなかれ」と訳されています）は、必要なものだけを所有して、それ以上を手にすることなく、賢明にそれを活用する状態を説いています。ヨーガの修練では、このヤマを活用して始めます。ヨーガのポーズを「より良く」しようとすることよりむしろ、注意深くポーズを実践することに集中し、結果やメリットを期待したりしないことです。

ヨーガのある暮らし

ニヤマ

　ヨーガの第二番目の支則、ニヤマは、人としての振る舞いに関係する五つの相互依存的な概念です。

清潔さ　サウチャ（sauca）

　自己に対する第一の義務は、健康で強い心身を維持することです。清潔さは、体を健康的にするだけでなく、心と魂から不純物を洗い流す象徴でもあります。理想は、ポーズの実践の前と後に身を清めることです。ヨーガのポーズは、内臓系を清潔で栄養の良い状態に保持するように促します。サウチャの実践は、周囲のことがらにも敷衍（ふえん）できます。健康な暮らしを維持できる場を守ることは、日常生活がさらに効率的に機能することに役立ち、環境に対する尊敬を表すものです。

充足感　サントーシャ（samtosa）

　充足感は、コップが半分満たされていることを、「半分しか入っていない」ではなく、「まだ半分もある」と考え、人生（過去、現在、未来）のすべての事柄に対して積極的な姿勢を持つことです。この姿勢を育むことは、西洋では難しくなっています。というのは、絶えず、所有物や富という観点から、持ち物によ

って自分や人を判断するように、けしかけられているからです。それが妬(ねた)みのような感情を養うことになります。と言っても、充足感を持つことは、現状改善のための努力をすべきではないとか、不当な事態を変える努力は必要がない、という意味ではないのです。あらゆる種類の強欲あるいは世俗的な野心を払いのけるようにすべきだということです；自我の感覚を高め、物質的なものも、物質的なもの以外のものも、自分の持ち得ているものに満足することです。

修練　タパス(tapas)

　修練は、お洒落なものではありません。タパスの理念は、魅力のない——厳しくさえあるものとして、拒絶するかもしれません。しかし、躾(しつけ)られた規律ある暮らしを通して、人は、あらゆることに対して節度を持ち、バランスの取れた人生を過ごせるのです。節度は、ご記憶と思いますが、社会的な振る舞いに関する五つのヤマのひとつ（ブラフマ・チャリヤ）です。修練について実際に照らして考えてみます。例えば、浴室の栓の座金を交換するような、しなければならない面倒で退屈な仕事には、けちをつけたくなるものです。しかも、私たちは、もっと楽しいことに時間を使いたいものですから、退屈な仕事は、しばしば先延ばしにします。しかし、座金を交換するので

す！ 芝生を刈りましょう！ 引き出しの修理をしましょう！ そして、そういうことはにっこり笑いながら実行しましょう——そうすると、いかなる場でも、暮らしは、ずっと素晴らしいものに思えるはずです。

自学自習　スヴァドゥヤヤ（swadhyaya）

　伝統的に、スヴァドゥヤヤは、ヨーガの教典の研究であったであろうと思われます。ヨーガにどっぷり浸かるほどの暮らしをしているわけではない人にも、スヴァドゥヤヤは貴重な教えです。自分自身をさらによく理解する激励として、スヴァドゥヤヤを簡単に考えて下さい。夕方のヨーガのクラスを選択し、新しいポーズを学び、あるいは、精神性に関する書物を読むことで、この教えを実行することができます。慌ただしい、過密なスケジュールに追われる毎日を過ごしていたら、一人で内省する時間を少し取ります。自学自習するものは、面倒なものである必要はありません——例えば、夜は読書に使い、フィクションの代わりに励まされる本（精神的指導者の伝記など）を読むことに使うだけでできることです。自分を向上させるために少しの時間を割くことが、想像もしなかったような経験や、自分自身の理解と、自分には達成できない世界とを理解するレベルに、導いてくれます。

ニヤマ

献身
イーシュヴァラ・プラニダーナ（isvarapranidhana）

　ニヤマの最後は、「至高の者」（『ヨーガ・スートラ』は、特別の宗教教典ではないので、パタンジャリは、神という言葉を使っていません）に対する献身です。何らかの宗教を信仰している場合は、ヨーガの実践を、信仰する宗教の神への献身として活用することもできます。しかし、イーシュヴァラ・プラニダーナは、無信仰の人にも大切なことを教えてくれます。後者に当てはまる場合は、どこで究極の真理が見つけられるとご想像になりますか？何が、あるいは誰が、宇宙の知識の至高の形を示してくれますか？ヨーガの実践は、多分、言うなればある種の宇宙意識である母なる大地にも、あるいはまた、自己の内部に深く横たわる内なる魂にさえ、捧げることが可能です。「至高の者」と考えられるものが何か、はっきりしない場合でも落胆することはありません。この世界の不思議に、心を開こうとするだけで良いのです。毎日、ほんの少しの時間、偉大なことを成し遂げた人物や、壮大な山々、美しい芸術作品、果てしなく広がる夜空や、コンクリートの裂け目から伸びる小さな植物など、感動を覚えるものへの感謝に捧げるようにします。

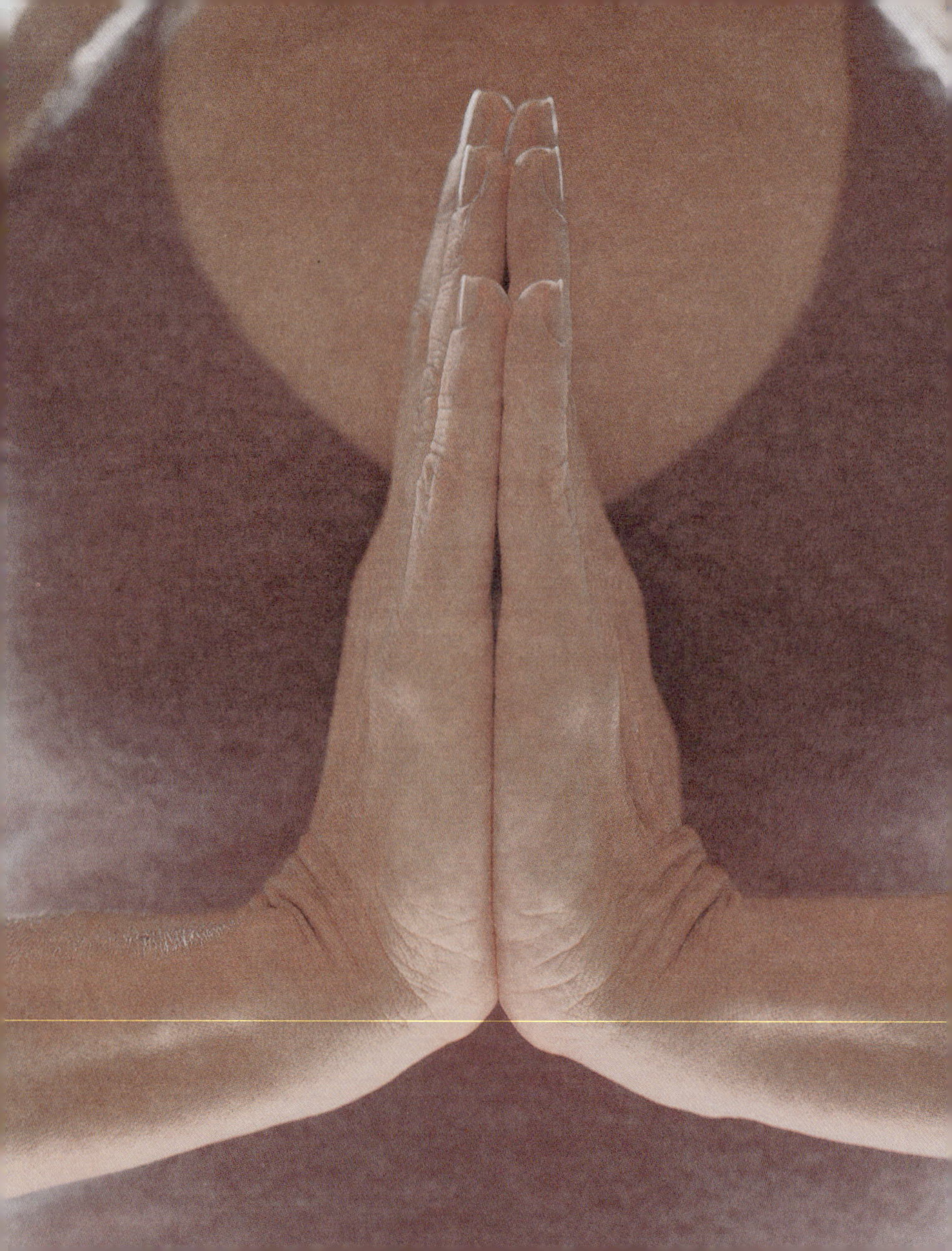

インスピレーション

真理は、賛同する時に告げられるべきであり、
快く語られるべきである、さらに、
真理は、害を及ぼすものだと告げられるべきではない；
しかし、絶対に、喜びを与えるために
虚偽を告げてはならないものである。

ブヤサ

『マーハーバラータ』（紀元前6世紀）
（『マーハーバラータ』：『ラーマーヤナ』と共に、古代インドの二大叙事詩のひとつ。：訳者注）

汝の心が、清明な知覚を妨げる雲から
解き放たれている時、汝は限界を超越し、
汝の意識は広がる。
知識は無限になり、
もはや知るべきものは何もない。

パタンジャリ

『ヨーガ・スートラ』（紀元前2000年〜西暦200年）

ヨーガのある暮らし

アーユルヴェーダとドーシャのタイプ

　ヨーガは、より大きな自覚をもたらすことに始まり、最終的には自己実現の達成に終わりますが、アーユルヴェーダは、自己回復作用と関連しています。アーユルヴェーダ（ayur veda）という言葉は、「生命の科学」という意味です。本質的にアーユルヴェーダ（数千年にわたって、ヨーガと共に発展してきました）は、個々ひとりひとりの状況（ドーシャ）に応じた自然療法を処方する方法です。

　アーユルヴェーダには、ヴァータ（vata）、ピッタ（pitta）、カパ（kapha）として知られる、ドーシャの三つの基本タイプがあります。その特性は、物理的な体だけではなく、心や感情にもあてはまります。ドーシャの型（つまり、人に内在する三つのドーシャの割合）は、人によって異なり、自分の考えで決められます。通常は、ドーシャのひとつが、他のドーシャより優勢です。118頁と119頁の簡単な図表を使って、ドーシャのタイプを決定することができます（支配的なドーシャのタイプを見つけて下さい）。単に今日はどういう気持ちかだけではなく、生活全体を評定して、図表を完成させます。（本当に正確に読み取るためには、アーユルヴェーダの施術者に相談することがベストです。）

　自分のドーシャのタイプが分かったら、それを補うために、

アーユルヴェーダとドーシャのタイプ

ヨーガの実践や食事その他の生活面を調整することができます。支配的なドーシャを「なだめ」て、他のドーシャの特性を増やすことができれば、いっそうバランスが取れたことを実感して、自分自身の体力を信頼できるようになります。食べ物のリストとポーズのリスト(120頁～123頁)は、ドーシャのバランスを取るために、食事やヨーガの実践で実行可能な、変更箇所をご紹介するものです。自分のドーシャのタイプのガイドラインに従って下さい。

　病気を予防するためには、自分のドーシャのタイプの特性をさらに強化するような活動や環境を避けることが必要です。ヴァータの特性は、冷たく乾燥して、軽く、粗雑で移り気です。消化器系の病気を誘引する傾向のあるヴァータのタイプでは、寒さに晒されること、乾燥食品の食べ過ぎ、頻繁な移動や旅行過多、食べ物の不足や日課の多さなどは、避けなければなりません。ピッタの特性は、温かく、軽やかで、湿って、油っこく、辛いのです。ピッタのタイプでは、暑い時に、ピッタを増強するような要素を避けること、アルコールの飲み過ぎ、香辛料の入った料理を取り過ぎないことが肝要です。カパの特性は、どっしりして冷たく、湿っていて、優しくしっかりしています。カパの特性を増強する要素は、食べ過ぎ、睡眠過多、運動不足、寒さに晒されることなどです。

ヨーガのある暮らし

ドーシャのタイプの決定

　ドーシャのタイプを決めるために、ドーシャの図表の該当するものをチェックして、その数を総計して下さい。最も多くチェックのついたドーシャが、自分を支配しているドーシャです。ドーシャのカテゴリーで明示されている二つの事項がいずれも該当する場合は、両方にチェックします。また、いずれにも該当しない場合には、チェックの必要はありません。

	ヴァータ	ピッタ	カパ
身長	高い、低い	中位	がっちり、高い
体型	痩せ、ガリガリ	ふつう	大柄、太っている
体重	軽い	ふつう	重い
皮膚	くすんでいる、乾燥、薄い	温かい、そばかす	青白い、しっとり
顔の形	ほっそり、長い、卵型	ハート型	丸顔または角張っている
目	小さい、茶色	鋭い	大きい
唇	薄い、乾いている	柔らかい、ピンク色	血の気がない、冷たい
鼻	ほっそり、長い	シャープ、先が尖っている	真っ直ぐ、分厚い
舌	乾いている、ザラザラしている	赤い、浅黒い	白い
髪	乾燥、細い、縮れ毛	脂っぽい、細い、はげ頭	濃い、ウェーブがかった、脂っぽい
歯	曲がっている	中位、黄色い	大きい、歯並びが良い

ドーシャのタイプの決定

爪	荒れている、もろい	滑らか、ピンク色	滑らか、白い、堅い
関節	こわばっている、ボキっと音がする	柔らかい	堅い、頑丈
汗	ほとんどかかない	大量	ほどほど
睡眠	悪い、断続的	少ないが良く眠れる	寝過ぎ
夢	頻繁	ほどほど	滅多に見ない、悩まされる
持久力	とぼしい	ふつう	優れている
話し方	早い、おしゃべり	明晰、ぶっきらぼう	ゆっくり、声が綺麗
記憶力	忘れっぽい	良い、鋭敏	長時間記憶している
ライフスタイル	一貫性がない	多忙	規則正しい
性的傾向	そっけないこともある	極めて強い	熱心、恒常的
食欲	食欲頻繁、小食	健全、強い消化力	香辛料の効いた食べ物が好き
短所	心配症 優柔不断	怒りっぽい、短気 横柄	不精、欲が深い 頑固
長所	活動的 クリエイティブ	繊細 情が深い	冷静、しっかりしている 信頼できる
持病	ふけ 便秘	吹き出物、アレルギー反応	のどの痛み 頭痛
可能性のある職業	ミュージシャン 教師	指導者 管理職	医師 会計士

ヨーガのある暮らし

食べ物のリスト

ヴァータ より多く摂取することをお薦めするのは：乳製品、特にヤギの乳；ナッツ、豆腐、緑豆、米、オート麦(燕麦)、小麦、調理済みの野菜です。避けるべきは：ドライフルーツ、りんご、メロン、クランベリー、ハードチーズ*、冷凍野菜、白砂糖、チョコレート、食用の豆類のほとんどを含むガスを発生する食品です。

ピッタ より多く摂取することをお薦めするのは：ソフトチーズ*、アイスクリーム、ヨーグルト、ビート、アスパラガス、生野菜、穀類、食用の豆類です。避けるべきは：レモン、グレープフルーツ、塩入りバター、ハードチーズ、サワークリーム、西洋ワサビ、ガーリック(大蒜)、ナッツです。

カパ より多く摂取することをお薦めするのは：りんご、洋ナシ、低脂肪のソフトチーズ、ヒマワリの種、ポップコーン、大麦、ライ麦、蜂蜜です。避けるべきは：バナナ、キューイ、西瓜、スカッシュ*、かぼちゃ、トマト、胡瓜、バター、アイスクリーム、高脂肪のヨーグルト、アボカド、ナッツ、米、小麦、オート麦(燕麦)、氷水です。

*ハードチーズ：長期間成熟して風味を増した硬いチーズ。チェダー、エダム、エメンタール、ハウダ、グリュイエール、プロヴォローネ、スイスチーズなど。 *ソフトチーズ：作ったばかりのチーズの一種で軟らかい。ブリ、カマンベール、コテッジ、ヌシャテル、リコッタチーズなど。 *スカッシュ：胡瓜のような形の瓜科の野菜。緑色と黄色の二種類。 「スペースアルク英辞郎」より訳者注

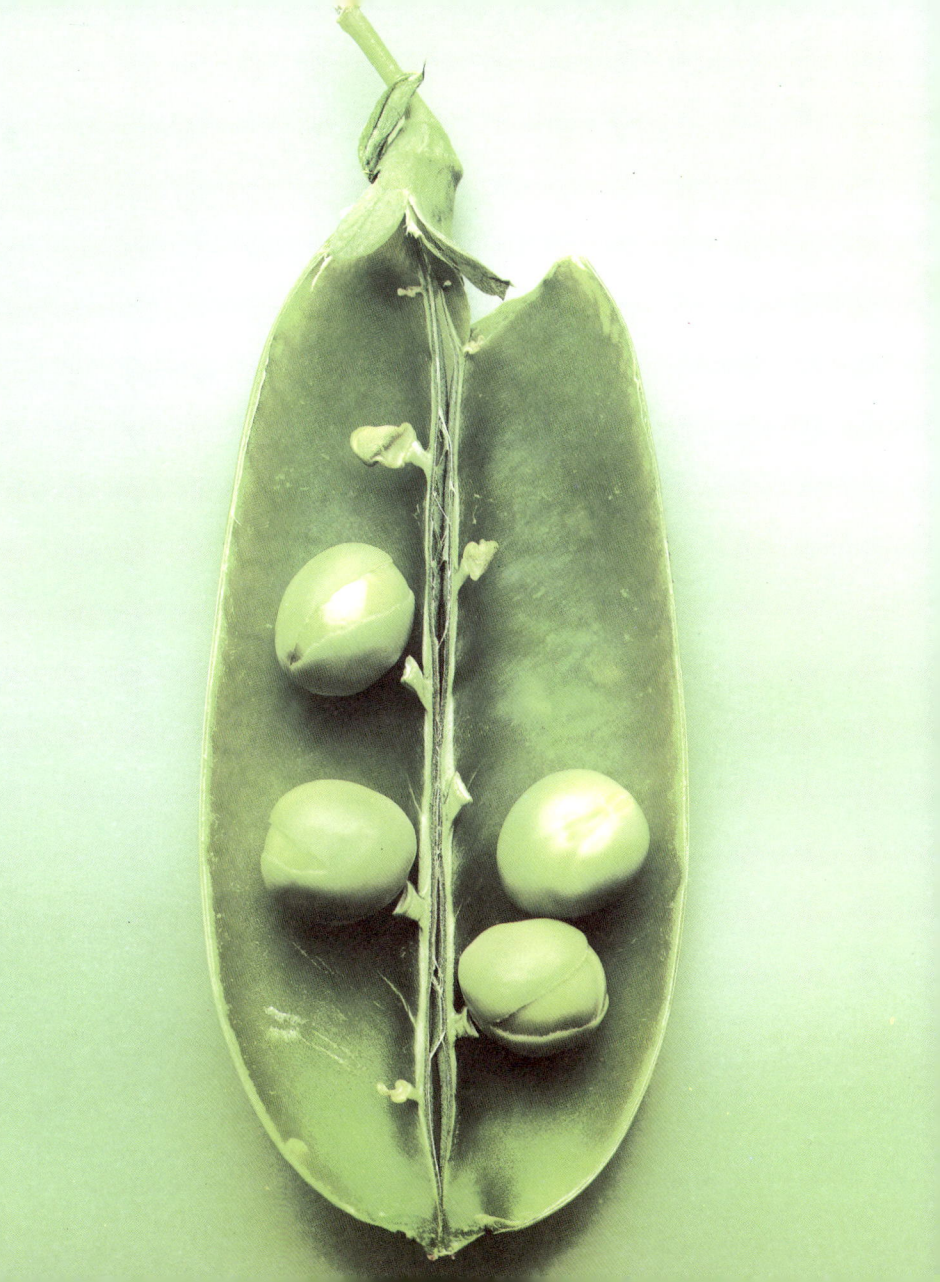

ポーズのリスト

ヴァータ

　ヴァータのタイプの人は、ヨーガの実践では、しっかりした安定をもたらしてくれるポーズに集中しなければならないのです。前屈のポーズ(76頁)や楽な前屈のポーズ(78頁)は、ゆっくり、きちんとした順番で行えば、特に有効です。82頁のひざまずいて行う―猫―白鳥の連続ポーズは、ヴァータのタイプの人を落ち着かせてくれます。特に脊柱上部をそっと後ろに反らすことも効果的です――コブラのポーズ(54頁)、橋のポーズ(62頁)あるいは72頁の胸郭を開くポーズなどにトライして下さい。安定性に重点を置いた(84頁のスクワットのポーズのような)、腰を降ろして行うポーズも役立ちます。実践でストレッチをし過ぎたり、勢いをつけ過ぎないように細心の注意を払います。ポーズの実践では、始めから終りまで、呼吸は、必ずゆっくり安定した呼吸であることが肝要です。

ピッタ

　ピッタのタイプの人は、ヨーガの実践にあまり一所懸命になり過ぎて、仲間に過度の競争意識を持ったり、無理をし

過ぎたりしないように確認することが必要です。実践では、犬のポーズ(52頁の猫―犬―白鳥の連続ポーズのステップ2)のように体を反転するポーズに重点を置きます。ピッタのタイプの場合は、ひねりのポーズ(60頁と90頁)と前屈のポーズ(76頁と78頁)は、ほどほどに注意を払って行えば、どのポーズからもメリットが得られます。ポーズとポーズの間に、必ず間を置いて呼吸が正常に戻ることを確認します。ヨーガ・ニドラ(96頁~97頁)あるいは交互に行う鼻呼吸(58頁)を、早朝か夜間に実践して下さい。

カパ

　カパのタイプの人は、体を動かすことを続けることが必要です。理想的には、ヨーガの実践で穏やかな汗が噴き出して、体が温まって軽くなったと感じられることです。座位のポーズはできるだけ少なくして、代わりに、山のポーズ(36頁)、英雄のポーズ(40頁)のような立位のポーズのすべてと、猫―犬―白鳥の連続ポーズ(52頁)のような連続ポーズに重点を置きます。ヨーガの実践は午前中に行って活用します。予想していたほど体がしなやかでないことに気づくこともあるでしょう。心配には及びません。体を動かすことを続けるだけで、やがて、体が柔らかくなってきます。

インスピレーション

ヨーガの八支則の絶えざる実践を通して
不純なものを取り除くことが、
洞察力と明晰な知力とを
もたらすものである。

パタンジャリ
『ヨーガ・スートラ』(紀元前2000年〜西暦200年)

ヨーガの八支則とは：
他者に対する姿勢、
自己に対する姿勢、
ポーズ、呼吸のコントロール、
意志で感覚から離れること、
集中力、瞑想、
理解されるべき対象との調和である。

パタンジャリ
『ヨーガ・スートラ』(紀元前2000年〜西暦200年)

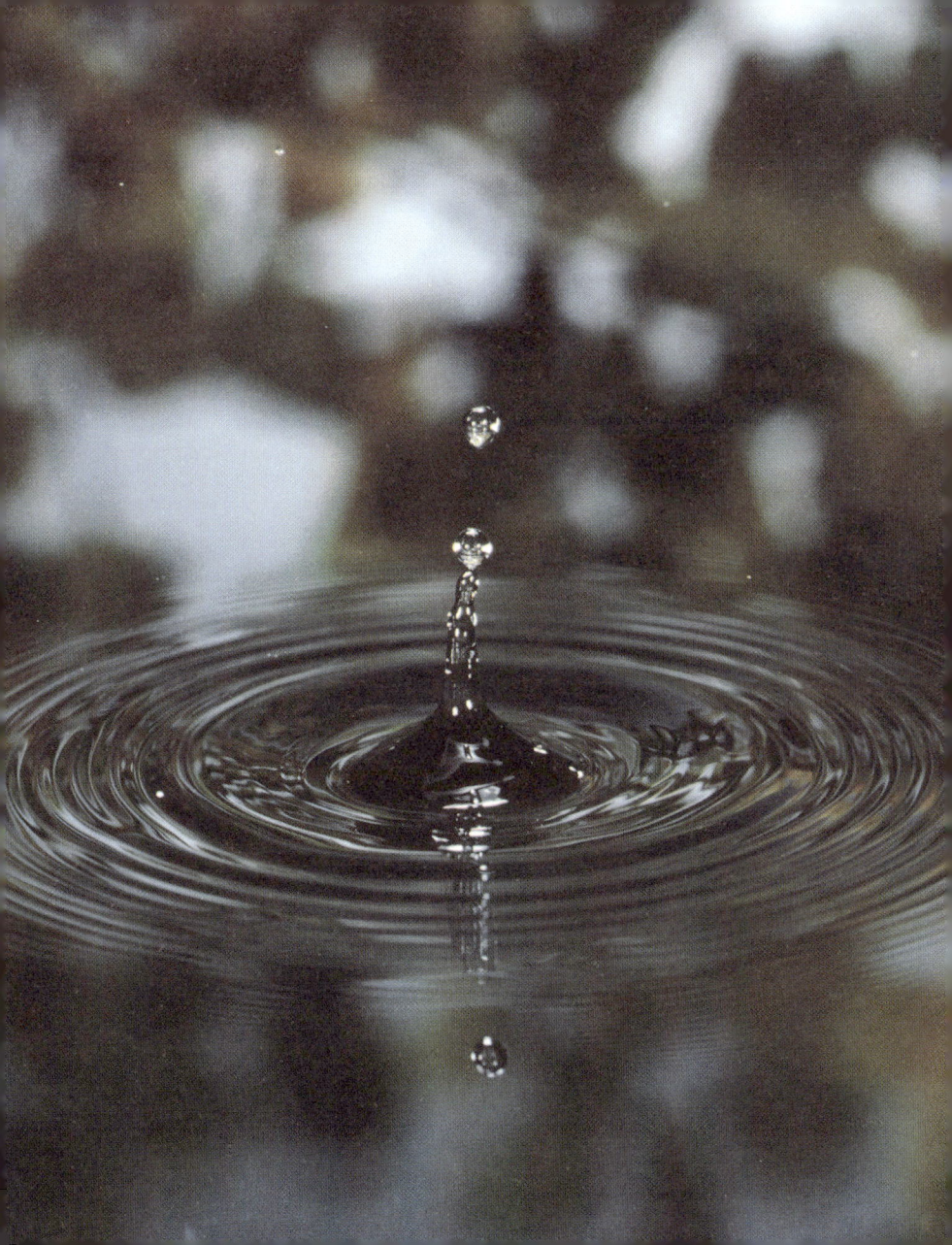

索引

あ
アーサナ
　諸ポーズ参照のこと
アーユルヴェーダ　105, 116-123
アイアンガー, B.K.S., 16
アイアンガー・ヨーガ　16-17
アシュタンガ・ヴィンヤーサ・ヨーガ　17
アルコール　95
安全　12
ウジャーイの呼吸　17, 49, 94
奪うなかれ　109
エゴと自我　30
エネルギー　13, 32-5, 95
　チャクラ、プラーナ、ストレスも参照のこと
　流れ　35, 58, 72, 86
教えを授ける者　21, 24, 102
落ち着き　13, 71, 86, 101

か
体・からだ
　ポーズ　71
　ヨーガの効用　11, 13
　ヨーガの理論との関連　18, 19
環境　110
記憶力　72
献身　113

交互に行う鼻呼吸　58-9, 94, 123
呼吸　13, 19, 24, 48-9, 72
　完全なヨーガの呼吸　48-9
　実践のポーズ　23, 38, 122, 123
　ハミングするハナバチの呼吸　81
　プラーナーヤーマとウジャーイの呼吸も参照のこと
　ムドラー　72
　リラクゼーション　98-9
根底のチャクラ　65

さ
サットヴァ　35
サティヤ　108
自学自習　112
自我とエゴ　30
刺激物　95
自己修練　111-12
シヴァナンダ, スヴァミ　17
シヴァナンダ・ヨーガ　17
慈悲　101
宗教　113
充足感　110-11
集中　11, 69, 72
修練　111-12
食事　食べ物参照のこと
信仰　113
　ヨーガの理論も参照のこと
真実　108, 113, 115

ストレス　68-9, 70-71, 94
　エネルギーも参照のこと
清潔さ　110
節度　109, 111

た
食べ物　20, 95, 108, 117, 120
チャクラ　27, 28-9, 34, 72
　胸部の中心および根幹のチャクラも参照のこと
　瞑想に関するチャクラ　29, 34, 65, 101
デシカシャール, T.V.K., 17
ドーシャとドーシャのタイプ　116-123
透明度　11

な
ナーディ　29, 34
内面を強化する瞑想　65
ニヤマ　106, 110-113
眠り　13, 94-5
　準備　92, 94-5
　ヨーガの眠り　96-7

は
バイブレーション　81
『バガヴァッド・ギータ』　30
ハタ・ヨーガ　10, 16
　支流　16-17
パタンジャリ　10-11, 23, 106, 113
　『ヨーガ・スートラ』も参照のこと

索引

バランス 86, 94
ヴィニ・ヨーガ 17
響き 81
非暴力 108
服を着用 20
プラーナ 19, 29, 34-5
プラーナーヤーマ 15, 19, 24
振る舞い 66, 106-113
平安 13, 71, 86, 101
ポーズ 20-23, 33, 71
 あおむけで休むポーズ 74-5, 94
 脚を上げるポーズ 56-7
 頭を膝につけるポーズ 88-9
 犬のポーズ 52-3, 123
 英雄のポーズ 40-1, 123
 胸郭を開くポーズ 74-5, 94, 122
 子供を守るポーズ 74-5, 94
 コブラのポーズ 54-5, 122
 三角のポーズ 44-5
 スクワットのポーズ 84-5, 122
 前屈のポーズ 76-9, 88-9, 94, 122, 123
 仙骨をひねるポーズ 90-91
 力のポーズ 46-7
 猫のポーズ 52-3, 82-3, 122, 123
 白鳥のポーズ 52-3, 82-3, 122, 123
 橋のポーズ 62-3, 92-3, 122
 半蓮華座のポーズ 26
 ひざまずいて行うポーズ 82-3, 122
 膝を胸郭につけるポーズ 92-3
 ひねりのポーズ 60-1, 90-1, 94, 122
 ポーズの選択 22-3, 102, 122-3
 ミニ・太陽礼拝のポーズ 38-9
 ムドラーも参照のこと
 楽な前屈のポーズ 78-9, 122, 123
 リラクゼーションのポーズ 74-5, 94, 98-9
 蓮華座のポーズ 104
 山のポーズ 36-7, 123
 腰椎をひねるポーズ 90-91

ま

『マーハーバラータ』 115
無関心 66
ムドラー 25, 35, 72, 86
 アーバン・ムドラー 42-3
 実践 26-7, 33
 ジニャーナ・ムドラー 72-3
 シャクティ・ムドラー 94-5
 チン・ムドラー 72-3, 101
 マタンギ・ムドラー 86-7
瞑想
 実践 26-7, 33
 メリット 6, 33

目に見えるように思い浮かべる 48, 101
目覚め 95

や

ヤマ 106, 108-9
用具 12, 16-7, 20, 21
ヨーガ
 意義 10-11, 104
 実践 20-25, 69
 八支則 106, 124
 ポーズとヨーガの理論も参照のこと
 メリット 6-7, 11-13, 19, 34, 69, 71
 歴史 10
 流派 16-7
『ヨーガ・スートラ』 10, 15, 23, 66, 106, 113, 115, 124
ヨーガ・ニドラ 96-7, 123
ヨーガの理論 18, 19, 105, 106-115
 アーユルヴェーダも参照のこと
欲張ることなかれ 109, 111

ら

ラジャ 35
ラジャ・ヨーガ 10
リラクゼーション 6-7, 86, 96-9
倫理 106-13

Live Better yoga
リブ ベターシリーズ ヨーガ

著　者：タラ・フレーザー（Tara Fraser）
6歳で初めて母と一緒にヨーガの教室に参加。以来、アイアンガー、シヴァナンダ、ブリティシュ・ホウィール・オブ・ヨーガ、アシュタンガ・ヴィンヤーサなど伝統のヨーガを伝える師の元で学ぶ。その後、ブリティシュ・ホウィール・オブ・ヨーガの免許状を取得。ロンドンとジュネーブのヨーガ・ジャンクションの所長であり、現地の本科クラスと本科コースを教え、教師たちの指導にもあたっている。

翻訳者：田嶋　怜（たじま れい）
実践女子大学大学院英文学専攻修了。その後、国際基督教大学大学院比較文化研究科に学び、大学で教える傍ら英仏二ヶ国語で翻訳に携わる。訳書に『女性のためのアシュタンガ・ヨーガ』『香りの薔薇』（いずれも産調出版）など。

発　　　行　2006年10月15日
本体価格　　1,100円
発 行 者　　平野　陽三
発 行 所　　産調出版株式会社
〒169-0074 東京都新宿区北新宿3-14-8
TEL.03(3363)9221　FAX.03(3366)3503
http://www.gaiajapan.co.jp

Copyright SUNCHOH SHUPPAN INC. JAPAN2006
ISBN 4-88282-490-6 C0077

落丁本・乱丁本はお取り替えいたします。
本書を許可なく複製することは、かたくお断わりします。
Printed　by Imago in Malaysia